きちんと
治せる漢方を
最短コースで
学ぶための

新井吉秀 著

山本巖流漢方入門

基本病態と基本方剤と生薬

メディカルユーコン

～はじめに～

　かつて大阪に，現代西洋医学と漢方医学を探究した 20 世紀を代表する名医がいた．山本巖（1924 ～ 2001 年）である．

　大阪城からほど近い所で開業し，大学病院の教授達からも次々と難治性の患者が紹介され来院していたという．常識の範疇外である．

　山本巖は西洋と漢方の医学を統合しさらに深めた医学である第三医学研究会を 1989 年に設立した．山本巖の真意は，「第三医学の完成は，後進によるエビデンスの集積によって成される」との期待にあったのではないかと著者は想う．

　当時，より良い医療を求めて全国から山本内科に見学に訪れていた医師や薬剤師から，山本巖の逸話を楽しく聞かせて戴く機会を得ている．その中のいくつかを紹介したい．

*

　山本巖は「患者と薬が一番の師である」といった．「百の理論より一つの事実」を重視する，究極の実証主義といえる．事実と異なる机上の理論を嫌い，真に患者を治す医療を追求し続けた．患者と薬を師とし，一つ一つの実践を積み重ね再現性のある次世代に残る医学の骨格を築いた．

*

　山本巖は「大病をしたことのない医者にろくな医者はおらん」と憤った．医師は病気を診るだけではなく，患者のこころの状態をも見つめなければならない．ましてや医療者たる者が患者を治す以外のことを目的にするなどもっての外である．

*

　山本巖は「治し方は知っている．ただこの医学の広め方は知らない」と，吐息をついた．世の中は正論であっても受け入れられないことは多いものだ．山本巖は「患者をより良く治す」ためには妥協せず，西洋医学・日本

漢方・中医学などの垣根を越えて，それぞれの医学の長所を集めた医学を提言した．これを徹底していくと，それぞれの医学の長所だけではなく短所までもが浮き彫りにされてしまう．この点が既成の組織や人達にとっては意に副わず相容れなかったのかもしれない．

こんな実話がある．

大学病院の医局において，若手医師が難治性の患者を漢方薬によって治した．そのレポートを提出したところ，医局の教授は激怒しレポートも破って捨てたという．ちなみにその若手医師はすぐさま大学病院を辞し，漢方治療で有名な町医者になり，後年，時の総理大臣に乞われ主治医になったという．

また，山本巌の高弟の一人が故郷に戻ってまもなく評判の医師になった頃，日本東洋医学会のその県の部会より原稿を依頼され山本巌流の漢方について書いた．ところがその内容が一般の日本漢方とは根本的に異なるため，結局はボツにされたという，なんともわびしい話もあった．

*

それでも山本巌流漢方は再現性があり，西洋医学のエビデンスにも通用するほど高い確率で効くのだから仕方がない．山本巌の弟子たちや第三医学に共鳴する医師・薬剤師などによって，水面に広がる波紋のようにゆるやかに賛同者が増え，山本巌流第三医学研究会の会員も静かに増加している．本物の所以である．

この山本巌流第三医学を知るためには，山本巌著『東医雑録』(1)，(2)，(3)は内容も相当深く必読書だが，山本巌の過去の論文を集めた大著であるため，系統だてられた書から入るのが良いと思う．

坂東正造・福富稔明編著『山本巌の臨床漢方』は，山本巌の医学を後世に残す礎であり名著といわれる．その下巻の臨床応用編は，今でも著者の机上の主役であり活用させて戴いている．その他，坂東正造著『病名漢方治療の実際—山本巌の漢方医学と構造主義』，『漢方治療44の鉄則—山本巌先生に学ぶ病態と薬物の対応』がある．

福富稔明著／山方勇次編『漢方123処方臨床解説—師・山本巌の訓え』

は，方剤の適応病態に焦点を当てた今までにない漢方処方の臨床解説書である．福富稔明 (1941～2015 年) が自らの余命を知りながらも第三医学を継承発展させるため，亡くなる直前まで執筆し続け書籍とすることを弟子の山方勇次に遺言した結果生まれた結晶である．福富稔明は九州の地で開業しつつ漢方塾を開き，幾人もの若手医師を名医に育て上げた．若手医師が山本巌流漢方を修得すると，名医になるまでのスピードが速いことに驚かされる．

また鶴田光敏著『山本巌の漢方療法』は，鶴田光敏とその師・山本巌との対談を中心とした書であり，大変読みやすく切り口も分かりやすいため著者も十数人にプレゼントさせて戴いた書である．

書籍としてはこれらで充分でも，山本巌流第三医学ではまず西洋医学を深く研鑽しその長所・短所を知った上で，漢方処方の構成生薬，個々の生薬の薬能，生薬の組み合わせによる薬能と適応病態などを徹底して頭に入れ込まなければならない．だからこそ効果も的確になり応用も可能になる．

ところが一つの生薬は多成分の複合体であり複数の薬能を持ち，しかも生薬の数と漢方方剤の数は共に百は越える．日々多忙な先生方がこれだけの内容をマスターし臨機応変に使えるようになるためには，相当な年月が必要になり挫折しかねない．そこで，電車の中でも繰り返し読めるコンパクトなもので，しかも最短距離で根幹を把握できる手順と方法を示した入門書が必要だと考え本書を上梓するに至った．

本書の内容の多くは先に紹介した書籍からの引用であるが，外感病や和解剤などの基本かつ重要な部分には敢えて触れていない．それでもまず本書を精読したうえで先に紹介した書籍に入ることが習得への近道であり，本文の基本 8 処方を熟知することは，確たる基礎を築き応用も効くことになると考える．

本書が入門書として山本巌流第三医学修得への一助になることを願ってやまない．

2018 年　梅花を愛でながら

著者

目　次

第1部　総論 ……1

(1)「山本巌流漢方」のすすめ ……2

～医学に西洋も東洋もない，病気をよく治す医療が良い医学である～

❶山本巌流漢方とは？……2

❷西洋医学と東洋医学─その長所と短所とは？……2

❸現代の日本漢方とは？……3

❹中医学とは？……3

❺山本巌が追究したものとは？……5

❻西洋医学と東洋医学の融合へ……6

(2) 個々の生薬は単語であり，基本方剤は短文であると認識せよ！ ……8

(3) 生薬の基礎を知っておこう！ ……10

～「薬能」,「薬性」,「五味」,「帰経」とは？～

第2部　漢方の基本病態と基本方剤 ……13

(1)「気虚」と「四君子湯」 ……14

「気虚」とはどのような病態なのか？……15

「気虚」の病態を改善する補気剤とは？……16

「四君子湯」とはどのような方剤なのか？……17

「四君子湯」を処方するポイントは？……17

生薬を学ぼう！

人参…18　茯苓…20　白朮…20　甘草…22　大棗…24　生姜…25

(4)

気虚の代表方剤①六君子湯……26

生薬を学ぼう！
陳皮…27　半夏…28

気虚の代表方剤②補中益気湯……31

生薬を学ぼう！
黄耆…32　升麻…34

症例●……3年間続く不正性器出血…35

（2）「気滞」と「四逆散」／「気鬱」と「半夏厚朴湯」……36

「気滞」とはどのような病態なのか？……37

「気滞」を改善する理気剤とは？……38

「四逆散」とはどのような方剤なのか？……38

「四逆散」を処方するポイントは？……39

「四逆散」はどのような疾患に効くのか？……39

「半夏厚朴湯」とはどのような方剤なのか？……39

「半夏厚朴湯」はどのような病態・疾患に効くのか？……40

生薬を学ぼう！
柴胡…41　枳実…42　芍薬…44　厚朴…45　蘇葉…46

理気薬には他にどんなものがある？……47

向精神作用のある生薬にはどんなものがある？……47

「四逆散」の構成要素＝「枳実＋芍薬」……48

「枳実＋芍薬」が配合される理気剤／大柴胡湯……48

「四逆散」の構成要素＝「柴胡＋芍薬＋甘草」……50

「柴胡＋芍薬＋甘草」が配合される理気剤／加味逍遙散……50

「四逆散」の構成要素＝「芍薬＋甘草」……53

「芍薬＋甘草」が配合される理気剤／桂枝加芍薬湯……53

症例❶●……過敏性腸症候群の下痢型とガス型……56

症例❷●……診断名「大うつ病」……57

(5)

（3）「血虚」と「四物湯」……59

「血虚」とはどのような病態なのか？……60

「四物湯」とはどのような方剤なのか？……62

「四物湯」を処方するポイントは？……62

「四物湯」はどのような疾患に応用されるのか……63

「四物湯」に代わる西洋薬はないのか？……63

生薬を学ぼう！
当帰…64　川芎…65　芍薬…66　赤芍…67　乾地黄…68　熟地黄…69

「四物湯」配合の加減方……71

症例 ……月経前症候群（PMS）のイライラ型……75

（4）「瘀血」と「桂枝茯苓丸」……77

「瘀血」とはどのような病態なのか？……78

なぜ「瘀血」になる？……78

「瘀血」の主要症状─その病態の推論……79

駆瘀血剤に代わる西洋薬はないのか？……80

「桂枝茯苓丸」とはどのような方剤なのか？……81

「桂枝茯苓丸」はどのような病態・疾患に効くのか？……81

生薬を学ぼう！
桃仁…82　牡丹皮…83

駆瘀血薬は他にどんなものがある？…85

瘀血の代表方剤①
寒証タイプに適応する駆瘀血剤／芎帰調血飲第一加減……86

瘀血の代表方剤②
熱証タイプに適応する駆瘀血剤／通導散……88

生薬を学ぼう！
大黄…90

駆瘀血剤は他にどんなものがある？……92

症例 ……12年前からの潰瘍性大腸炎……94

(5)「水湿」と「四苓散」……95

「水湿」とはどのような病態なのか？……96

「水湿」による症状の特徴は？……96

「水湿」に関連する疾患にはどんなものがある？……98

漢方の利水剤は西洋薬の利尿剤とどこが違う？……98

「四苓散」とはどのような方剤なのか？……98

「五苓散」とはどのような方剤なのか？……99

「五苓散」はどのような病態・疾患に効くのか？……100

生薬を学ぼう！

沢瀉…101　猪苓…102

利水薬は他にどんなものがある？…102

「四苓散」の構成要素＝「白朮＋茯苓」……104

「白朮＋茯苓」が配合される利水剤①／当帰芍薬散……105

「白朮＋茯苓」が配合される利水剤②／苓桂朮甘湯……106

「白朮＋茯苓」が配合される利水剤③／苓姜朮甘湯……107

「白朮＋茯苓」が配合される利水剤④／真武湯……108

「四苓散」の構成要素＝「猪苓＋沢瀉」……110

「猪苓＋沢瀉」が配合される湿熱の代表方剤／猪苓湯……110

「水湿」の三つの病態＝「寒湿」「湿熱」「風湿」……112

「下痢」には「四苓散」の薬物を加味することが多い……113

症例 ……10年来の拒食症による腹水・胸水……115

(6)「裏寒」と「人参湯」……116

「寒証」とはどのような病態なのか？……117

なぜ「寒証」を発症する？……117

「寒証」の特徴は？……118

「寒証」は二つに分類される！……118

西洋医学の治療上の盲点を補う去寒剤とは？……119

(7)

「人参湯」とはどのような方剤なのか？……**120**

「人参湯」はどのような病態・疾患に効くのか？……**121**

生薬を学ぼう！

　乾姜…**122**

「人参湯」の構成要素＝「乾姜+甘草」……**123**

「乾姜+甘草」が配合される去寒剤／小青竜湯……**124**

「経絡の中寒」の代表方剤

身体外表部の冷えに適応する去寒剤／五積散……**127**

生薬を学ぼう！

　桂枝…**129**　　麻黄…**131**

　去寒薬は他にどんなものがある？…**132**

症例　……しもやけ（自験例）……**134**

（7）「実熱」と「黄連解毒湯」……**135**

「熱証」とはどのような病態なのか？……**136**

熱証には「実熱」と「虚熱」とがある！……**136**

難治性疾患の多くの病態に慢性炎症がある！……**137**

漢方の清熱剤は西洋薬の抗炎症剤とどこが違う？……**137**

「黄連解毒湯」とはどのような方剤なのか？……**138**

「黄連解毒湯」はどのような病態・疾患に効くのか？……**138**

「黄連解毒湯」を処方するポイントは？……**139**

生薬を学ぼう！

　黄連…**139**　　黄芩…**141**　　黄柏…**142**　　山梔子…**143**

　清熱薬には他にどんなものがある？…**145**

「黄連解毒湯」の構成要素＝「黄連+黄芩」……**146**

「黄連+黄芩」が配合される清熱剤／半夏瀉心湯……**147**

「黄連解毒湯」に並ぶ実熱の代表方剤

「知母+石膏」が配合される清熱剤／白虎加人参湯……**148**

「熱証」に対する漢方治療のまとめ……**149**

一貫堂医学「解毒証体質」と「臓毒証体質」……**153**

「一貫堂医学」とは？……**153**

「解毒証体質」とは？……**153**

「解毒証体質」に適応する方剤は？……**154**

「臓毒証体質」とは？……**156**

「臓毒証体質」に適応する方剤は？……**156**

「防風通聖散」とはどのような方剤なのか？……**156**

「防風通聖散」はどのような病態・疾患に効くのか？……**157**

「防風通聖散」を処方するポイントは？……**158**

症例 ……神経ベーチェット……**158**

◆ここが重要！ 実臨床に役立つ山本巌の「虚実論」……**160**

本文挿入コラム一覧

● 「証」が決定しても処方は決まらない！……**4**

● 漢方薬の副作用—柴胡剤と間質性肺炎の真実……**11**

● ここに注目！「気虚の人＝痩せ型」ではない……**16**

● 人参はこんなときには不適応！……**19**

● ここに注目！ 利水薬の茯苓・白朮は過剰な水だけを取る……**20**

● 白朮と蒼朮の違いを知っておこう！……**21**

● ここに注目！ 甘草の副作用について……**23**

● 半夏はこんなときには不適応！……**29**

● ここに注目！ 漢方処方における組合せの妙……**29**

● ここに注目！ 黄耆と人参の共通点と相違点は？……**33**

● ここに注目！ 柴胡・枳実は相反する作用を兼ね備える！……**43**

● ここに注目！「虚弱体質」の病態鑑別〜四君子湯類と桂枝加芍薬湯類……**54**

● 「芍薬甘草湯」の使い方……**55**

● 出血過多に川芎は要注意！……**66**

● 当帰・川芎を試飲してみた！（山本巌）……**66**

(9)

- ここがポイント！ 当帰・川芎・芍薬の組合せ……**67**
- ここに注目！「地黄は胃に悪い？」……**70**
- 六味丸には乾地黄，八味丸には熟地黄が理に適う……**70**
- 「陽虚と陰虚」〜気は陽に属し，血は陰に属す〜……**74**
- ここに注意！ 日本漢方の「陽虚」と「陰虚」は意味が違う……**75**
- 桃仁はこんなときには不適応！……**83**
- 牡丹皮と赤芍の違いは？……**84**
- 牡丹皮と桂枝の違いは？……**84**
- 「通導散」の駆瘀血作用は強力だ！（山本巌）……**89**
- 中医学の「痰飲」，日本漢方の「水毒」……**97**
- 水逆の嘔吐とは？……**100**
- 「苓桂朮甘湯」はこんなときには不適応！……**107**
- 下痢は「泄瀉」と「痢疾」とに分ける！……**114**
- ここが重要！『傷寒論』の条文が示すのは急性熱病……**121**
- 足元を冷やし続ける実験をしてみた！（山本巌）……**121**
- 乾姜と生姜の効能の違い……**122**
- 「小青竜湯」と「麻黄附子細辛湯」とはどこが違う？……**126**
- 「小青竜湯」と「人参湯」とはどこが違う？……**126**
- 「小青竜湯」と「真武湯」とはどこが違う？……**126**
- 「小青竜湯」と「苓甘姜味辛夏仁湯」とはどこが違う？……**126**
- ここに注意！ 五積散の陣痛促進効果……**128**
- 桂皮を試飲してみた！（山本巌）……**130**
- 「桂枝がのぼせを下げる」という勘違いに注意……**131**
- 麻黄の使用はここに注意！……**132**
- 「人参湯が効く下痢」と「真武湯が効く下痢」……**133**
- ここに注意！「黄連」の使用量……**140**
- 黄連の薬効はベルベリンと無関係では？（山本巌）……**144**
- 「出血治療」と漢方方剤……**152**
- 「こころ」の病態鑑別と漢方方剤……**152**

(10)

山本巌流漢方入門
第1部
総　論

(1) 「山本巌流漢方」のすすめ……2
〜医学に西洋も東洋もない，病気をよく治す医療が良い医学である〜

(2) 個々の生薬は単語であり，
基本方剤は短文であると認識せよ！……8

(3) 生薬の基礎を知っておこう！……10
〜「薬能」,「薬性」,「五味」,「帰経」とは？〜

第 I 部　総論

（1）「山本巌流漢方」のすすめ
医学に西洋も東洋もない
病気をよく治す医療がよい医学である

❶山本巌流漢方とは？

　山本巌は次のように述べている.

　「医療は行為である. その指針が医学である. 病態をどう把握してどう治療するかである. できる限り正確な病態の把握, しかも治療に結びつく把握が大切である. 東西の医学を集め, 世界の知を結集して, 病人を救う真の学問を作るべきである. つまり, 医学に西洋も東洋もない. 病気をよく治す医療がよい医学である.

　だから西洋医学はもっと東洋医学を取りいれ, より良く病気を治さなければならないし, また漢方はもっと西洋医学的手法を取りいれ, 病態を科学的に捉えて, 病態に適合した薬物を組み合わせて処方することで, 病気を治せる真の医学にすべきである. いつまでも旧態依然たる漢方に終始していては, 現代の医療に役立てることはできない. 西洋医学と東洋医学を合体させてより良い治療を目指さなければならない」と.

　これを著者らは第三医学と呼ぶ.

❷西洋医学と東洋医学—その長所と短所とは？

　西洋医学の進歩はめざましく, 局所の病態を正確に捉える診断学としては東洋医学よりも明らかに優れていて, 比べものにならない程である. ところが西洋医学には, 日常の臨床でも非常に多い漢方医学でいう気・血・

水・寒などの病態認識がなく，その治療法もない．そして残念なくらい良い薬が本当に少ない．慢性疾患の8割に対してほぼ対症療法に終始し，医原病をも生み出している．

西洋医学に従事する者こそが，その短所・盲点を正しく認識してより良い手法を求めるべきだろう．その点，漢方薬は薬物の宝庫であり，西洋医学では限界のある様々な病態を改善できる．また基本を理解して使用すれば長期間の服用でも西洋薬のような副作用もない．

一方漢方医学は，陰陽や気血水などによって捉える全体観はすばらしいが，病の認識や局所の病態把握はチョンマゲ時代から何の進歩もしていない．この点が漢方医学の短所であり盲点である．

❸現代の日本漢方とは？

太古の医学書『傷寒論』(219年)は，急性熱性病において，あらゆる段階の症状とそれに対応する治療法を記した珠玉の医学書である．だが『傷寒論』の時代は紙がなく，竹簡などに最小限度の文字数で，症候群と脈だけで適応方剤を指示するしかなかった．個々の薬物の作用や，何故その方剤を組み立てたのかの説明がない．ところが昭和期の漢方家は，『傷寒論』をまるで聖書のように盲目的に信奉し，そのまま「この症候群にはこの処方」というパターン化をした．そのため条文と処方の間の病の原因や病態が抜け落ちてブラックボックスだと比喩される．

また四診(望診，聞診，切診，問診)だけで診断治療できると公言するが，原始的な四診から得られる情報だけでは病態の正確な把握は難しい．しかも薬物の働きを知らず方剤学がわからず病態の把握もできなくては，名人でない限り山勘やクイズみたいな医療になることが危惧される．

❹中医学とは？

近年，日本漢方の経験漢方を嫌って理論漢方を好む者たちは中医学の弁

第1部　総論

証論治を受け入れた．しかし中医学は，なるほど学問としての体裁は保っているが，その理論のベースは中国の太古の陰陽五行論をむりやり人体に当てはめたため，臓腑や相生相剋による身体観と病の認識方法は非現実的で事実に合わないことが多い．そのため机上の空論と揶揄される．

また，漢方は二千年前に出来上がり現在まで続いている医学であり，既に完成された医学であるという．科学は時代と共に発展しているが，漢方医学だけが古代に確立されて完成された医学であるというのだろうか．

しかも漢方は解剖生理の知識が全くなかったため，身体を正確に理解できていない時代にできた医学である．なぜ現代医学の知識を取り入れて，古代の医学を見直してより良い医学にしようとしないのだろうか．

情報は主観的・定性的であるほど正確性が失われる．一方，客観的・定量的なほど病態を正確に把握でき，対応しやすく対策も立てやすい．した

●「証」が決定しても処方は決まらない！

「病因は同じでも証は異なる」
中神琴渓：生生堂雑記
小田慶一編訳

　病因は一つでも，病気の状態が違う場合がある．

　ちょうど酒に酔った状態にいろいろあるようなものだ．笑う者・泣くもの・喜ぶもの・歌う者・酔ってしまう者・眠る者・騒ぐ者など，形はいろいろだが，酒に酔うという点では同じだ．これの治療には，酔いを醒ますという一つの方法しかないのである．

「証は同じでも病態は異なる」
中神琴渓：生生堂雑記
小田慶一編訳

　涙を流して泣く者がいて……「悲しいから泣いているのだ」と思ったら，見当違いになる．本願寺に詣でて泣くのは「ありがたくて泣く」，芝居を見て泣くのは「面白くて泣く」「感動して泣く」，腫れ物があって泣くのは「疼いて痛むから」だし「酒に酔って泣く」人もある．これらを「親を失い子と別れて泣く者」と勘違いして，

（1）「山本巌流漢方」のすすめ

がって画像診断も生化学検査も利用し，西洋医学的病名・病態の把握を第
一とする．その上で漢方医学の気・血・水・寒などから，実態に則した病
態認識を取り入れて，さらに亜分類して病態を明確にすれば，再現性のあ
る治療結果を導きやすくなる．

❺山本巌が追究したものとは？

　漢方の効果には目を見張るものが多い．
　ただし先人の書物には，処方や生薬の効能が正しくないこともある．
　そのためか山本巌は，個々の薬物の薬能と，薬物をどのように配合して
方剤を組み立てるかを追求した．まず個々の薬物を自身や弟子達と共に服
用し，方剤の中の生薬を一つ一つ検証した．そして生薬の薬効を確認する

悲しんでいると思ったらおかしな
ことになる．
　方証相対にこだわって前後も考
えずに病人を診察したならば，面
白くて泣く者にもその背中を撫で
て，「生者必滅　会者定離はこの
世のならいなのだから」と慰める
のと同じことになってしまう．
　　　　　　＊
　一般の漢方では，証が決定すれ
ば処方は決まるという．鍵と鍵穴
にたとえて，方剤イコール証すな
わち方証相対といっている．
　ところが実際は，証というのも

症候群だけをとっていて，原因で
あるところの病態には基づかない
方証相対になっているようだ．
　上記のように証は同じでも病態
は異なることもあり，病因は同じ
でも証が異なることもある．病態
の認識不足は「感動して泣く者」
に対して悲しんで泣いているとの
誤診を招きかねない．
　だからこそ西洋医学の「知」，漢
方医学の「知」を結集して，病態
をより明確に把握していきたい．
　　　　　　＊

第Ⅰ部　総論

のは有効成分の化学的研究や薬理学的研究ではなく，臨床の場であるべきことを強調した．

また，患者さんへの「5分，15分テスト」によって病態と薬物の対応を観察し，70％の自覚症状改善度をもって処方を決定した．

その対象は膝関節痛，腰痛，ぎっくり腰，頭痛，めまい，動悸，肩こり，下肢のむくみ，じんましん，アレルギー性鼻炎，喘息などである．

診察後，患者に単味の生薬や方剤を服用させ5分後と15分後に症状の改善度合を聞く．有効でない場合には第二の処方で判定するということを約30年間続け，8〜10万人のデータを残した．そのノートの入ったダンボールは20箱以上になったという．

山本巌は患者と薬を一番の師とし，薬効と方剤の方意（適応症）の確認を臨床の場で検証し続けた．そして「なぜ有効なのか」を病態と処方の関係から説明できる理論を作り出した．

❻西洋医学と東洋医学の融合へ

病人をより良く治すためには，病に対する正しい認識をもち，その病態をできる限り正確に把握し，最も適合した方剤を与えることである．薬物療法においてこの基本は西洋医学も東洋医学も同じである．

山本巌流漢方（第三医学）の特長は，西洋医学の長所と東洋医学の長所との融合にあり，事実に合わない理論は極力省いたシンプルさにある．

誰が考えても合理的なこの医学は有効率も非常に高く，西洋医学のエビデンスにも通用する．万人におすすめしたい所以である．

参考までにこれまでに発表された関連論文等の文献名をいくつか以下に紹介する．漢方のエビデンス構築に向けて読者諸氏のご研鑽と今後の新たな論文発表を期待したい．

*

●漢方薬による乾癬の治療
皮膚 26（5）1984 高橋 邦明，石井 正光，濱田 稔夫，山本 巌ほか

（1）「山本巖流漢方」のすすめ

● 脳動脈硬化症に対する釣藤散の臨床効果

脈管学，27（6）1987，日笠 穰ほか

● 緑内障患者の漢方治療：越婢加朮湯投与による眼圧の変化

和漢医薬学会誌 1988，日笠 穰ほか

● 肝硬変に伴う肝性脳症に対する大黄の効果

日本東洋医学雑誌 45（2）1994，日笠 久美

● アトピー性皮膚炎に対する補中益気湯の臨床的評価：二重盲検解析

日本薬理学雑誌 132（5）2008，小林 裕美

● 気虚を伴うアトピー性皮膚炎患者の皮膚症状に対する補中益気湯の効果

西日本皮膚科 74（6）2012，小林 裕美，石井 正光ほか

● 担癌症例に対する通導散の使用経験

第 65 回日本東洋医学会学術総会 2014　坂田 雅浩，藤本 剛士，佐野 智美，八木 実，惠紙 英昭

● 漢方療法が奏効した小児感染後機能性ディスペプシアの 1 例

日本小児外科学会雑誌 51（6）2015，橋詰 直樹，八木 実，惠紙 英昭ほか

● 蜂刺症とムカデ咬症に対して黄連解毒湯と茵蔯五苓散を中心とした漢方治療を行った 5 例

日本東洋医学雑誌 67（4）2016，山方 勇次，木村 豪雄ほか

● 西洋医学的アプローチでの止血困難例に対する黄連解毒湯の使用経験

日本東洋医学雑誌 68（1）2017，坂田 雅浩，薬師寺 和昭，八木 実，惠紙 英昭ほか

第 I 部　総論

（2）個々の生薬は単語であり，基本方剤は短文であると認識せよ！

　何事も基本が大切である．十分な基礎工事にはある程度の時間はかかるが，頑健な土台を作り上げて初めて高層ビルを建てることができる．

　まずは個々の生薬を熟知していきたい．

　しかし，100を越える生薬の半数だけでも十分に理解を深めるためには，相当の時間を費やさねばならない．しかも一つ一つの生薬を丹念に覚えていくのは無味乾燥であり，記憶としても残りにくい．そこでこれらを最短距離で自家薬籠中のものにする方法と手順を提案したい．

基本病態に対する基本8方剤と構成生薬をマスターする（表1）

　最初に気，血，水，寒，熱などの病態に対する（表1）の基本8方剤と構成生薬を1回に約10分，1日3回を繰り返せば7日程で暗記されると思う．

　次にそれぞれの基本方剤の構成生薬と薬能を理解すれば，その適応病態を理解することにもなる．この手順によって構成生薬や基本方剤から展開される数々の方剤の理解は容易になり，漢方修得の最短コースになる．

　この流れの中でさえ，個々の生薬のいくつもの薬能を覚え込むのは簡単ではないが，この土台作りの完成のためにも繰り返し読めるコンパクトな本書が役立つことと思う．1ヵ月で3〜4回は読んで頂けるだろうか．

　山本巌は個々の生薬は単語であり基本方剤は短文であり，実際の診療は病態に適合する文章を作るようなものだと比喩した．また，効く量を与えることの重要性を説いた．

8

（2）個々の生薬は単語であり，基本方剤は短文であると認識せよ！

（表 1）基本病態に対する基本 8 方剤と構成生薬

基本病態	基本方剤	構成生薬				
気虚（ききょ）	四君子湯（しくんしとう）	人参（にんじん）	白朮（びゃくじゅつ）	茯苓（ぶくりょう）	甘草（かんぞう）	
気滞（きたい）	四逆散（しぎゃくさん）	柴胡（さいこ）	枳実（きじつ）	芍薬（しゃくやく）	甘草（かんぞう）	
気鬱（きうつ）	半夏厚朴湯（はんげこうぼくとう）	半夏（はんげ）	厚朴（こうぼく）	生姜（しょうきょう）	茯苓（ぶくりょう）	蘇葉（そよう）
血虚（けっきょ）	四物湯（しもつとう）	地黄（じおう）	当帰（とうき）	芍薬（しゃくやく）	川芎（せんきゅう）	
瘀血（おけつ）	桂枝茯苓丸（けいしぶくりょうがん）	桂枝（けいし）	茯苓（ぶくりょう）	牡丹皮（ぼたんぴ）	桃仁（とうにん）	芍薬（しゃくやく）
水湿（すいしつ）	四苓散（しれいさん）	白朮（びゃくじゅつ）	茯苓（ぶくりょう）	沢瀉（たくしゃ）	猪苓（ちょれい）	
裏寒（りかん）	人参湯（にんじんとう）	人参（にんじん）	乾姜（かんきょう）	甘草（かんぞう）	白朮（びゃくじゅつ）	
実熱（じつねつ）	黄連解毒湯（おうれんげどくとう）	黄連（おうれん）	黄芩（おうごん）	黄柏（おうばく）	山梔子（さんしし）	

9

第1部 総論

(3)生薬の基礎を知っておこう！
「薬能」,「薬性」,「五味」,「帰経」とは？

生薬には**薬能**, **薬性**, **五味**, **帰経**という漢方特有の四つの定義がある.

●〔薬能〕とは？

生薬の効能のことである. 生薬は生物活性のある数多くの成分複合体であるため, 複数の薬能を持つことが多い. 十分に理解を深めておく必要がある. 薬能を理解していれば, エキス剤でも, それを合方して病態の改善が可能になる.

山本巌は薬能を最も重要視し, 次に薬性の「寒」「熱」を考慮していた.

●〔薬性〕とは？

薬性には**四性**, **補瀉**, **潤燥**がある.

四性（寒・涼・平・温・熱で五性ともいう）とは生薬が人体にもたらす温める作用や冷やす作用のことであり, 「**寒**」「**涼**」「**温**」「**熱**」の四段階で表す. 人体を冷やす作用の強いものを**寒**, 温める作用の強いものを**熱**とし, それぞれ程度の弱いものを**涼**, **温**とする. 涼と温の中間を「**平**」と呼ぶ. 「寒証」に対しては温熱薬を用い,「熱証」に対しては寒涼薬を用いるのが原則である.

補瀉……正気を補ったり（補）, 病邪を除去したりする（瀉）作用.

潤燥……潤したり, 燥かしたりする作用.

薬性を無視して使用すると, 臨床効果が出ないのみならず副作用を起こ

10

（3）生薬の基礎を知っておこう！

すことがあるため，薬性は非常に重要である．

●〔五味〕とは？

生薬の味のことで，「酸味」「苦味」「甘味」「辛味」「鹹味」の五つに分類し酸味は肝に，苦味は心に，甘味は脾に，辛味は肺に，鹹味は腎に入るという理論により味覚によって薬効を分類する．しかし正しくないこともあり，各薬物の五味は記憶する必要はない．

また五味や五行，相生相剋などの関係も，人体の構造が分からない時代に頭の中で想像したものであり，臨床の事実に立脚していないため，これらも記憶する必要はない．

●〔帰経〕とは？

帰経とは，各生薬がどの臓腑や経絡に主要な治療効果を現すかを示す．だいたいどこにでも効くが，特にどの方面に使う場合が多いか，ということである．しかし薬物はどこそこにしか使わないというのは具合が悪い．薬効を知っていれば帰経に拘る必要も覚える必要もない．

●漢方薬の副作用……柴胡剤と間質性肺炎の真実

「漢方薬，小柴胡湯の副作用で間質性肺炎」と新聞のトップ記事になったことがある．インターフェロンとの併用も多く，その副作用の確率が西洋薬の千分の一とはいえ，何故そうなったのか飛び上るほど驚いた．

後日，元厚生省の人が当時の調査結果をもとに「副作用のすべてが病院から出された漢方だった」と文書に記していた．

当時，某漢方エキスメーカーが「肝臓には9番（小柴胡湯エキス顆粒）を」と全国の病院に勧めたそう

11

第Ⅰ部　総論

である．その結果，小柴胡湯エキスだけで1年間の服用者は急激に増えて100万人を超え，保険請求金額も300億円以上になった．一気にこれほどの数字になった事にも驚かされる．

幾人もの人たちに伝え聞くところによると，ほとんどの医師が小柴胡湯の構成生薬も知らず，その作用も知らずに投与していたそうである．さらには，小柴胡湯という処方名も知らず「とにかく肝臓には9番」とワンパターンで，番号しか知らない医師もいたらしい．急性肝炎ならまだしも，慢性肝炎や肝硬変の人で，炎症がなく身体が冷えている虚弱な人にでも……．

小柴胡湯には消炎作用がある．炎症状態を改善するため普通は急性肝炎にしか用いない．冷え症や虚弱者に用いるのは，かき氷や解熱剤を1日3回毎食前に長期投与しさらに冷やし続けるようなものであり，どこかが悪くなってもおかしくない．漢方の基本中の基本も知らず，何も考えずに，プロヘパール®（肝臓加水分解物）のような感覚で使っていたのだろうか．

こうなると漢方薬の副作用というよりは，ごく初歩的な知識もなく連用した無知による「人災」といえる．いくら何でも基本的な薬性も知らずに漢方薬を使ってはいけない．メーカー側への徹底した指導も必要である．

現在でも時折，病院側から「漢方にも副作用があり，柴胡剤などは間質性肺炎の副作用があるから漢方はダメだ」と，患者さんの口伝えで聞くことがある．なんともあきれた話である．

山本巌流漢方入門
第2部
漢方の基本病態と基本方剤

(1) 「気虚」と「四君子湯」……14

(2) 「気滞」と「四逆散」／「気鬱」と「半夏厚朴湯」……36

(3) 「血虚」と「四物湯」……59

(4) 「瘀血」と「桂枝茯苓丸」……77

(5) 「水湿」と「四苓散」……95

(6) 「裏寒」と「人参湯」……116

(7) 「実熱」と「黄連解毒湯」……135

◆ここが重要！ 実臨床に役立つ山本巌の「虚実論」……160

第2部　漢方の基本病態と基本方剤

漢方の基本病態と基本方剤（Ⅰ）
「気虚」と「四君子湯」

▶	気虚（ききょ）	四君子湯（しくんしとう）	人参（にんじん）　白朮（びゃくじゅつ）　茯苓（ぶくりょう）　甘草（かんぞう）			
p.36	気滞（きたい）	四逆散（しぎゃくさん）	柴胡（さいこ）	枳実（きじつ）	芍薬（しゃくやく）	甘草（かんぞう）
	気鬱（きうつ）	半夏厚朴湯（はんげこうぼくとう）	半夏（はんげ）　厚朴（こうぼく）　生姜（しょうきょう）　茯苓（ぶくりょう）　蘇葉（そよう）			
p.59	血虚（けっきょ）	四物湯（しもつとう）	地黄（じおう）	当帰（とうき）	芍薬（しゃくやく）	川芎（せんきゅう）
p.77	瘀血（おけつ）	桂枝茯苓丸（けいしぶくりょうがん）	桂枝（けいし）　茯苓（ぶくりょう）　牡丹皮（ぼたんぴ）　桃仁（とうにん）　芍薬（しゃくやく）			
p.95	水湿（すいしつ）	四苓散（しれいさん）	白朮（びゃくじゅつ）	茯苓（ぶくりょう）	沢瀉（たくしゃ）	猪苓（ちょれい）
p.116	裏寒（りかん）	人参湯（にんじんとう）	人参（にんじん）	乾姜（かんきょう）	甘草（かんぞう）	白朮（びゃくじゅつ）
p.135	実熱（じつねつ）	黄連解毒湯（おうれんげどくとう）	黄連（おうれん）	黄芩（おうごん）	黄柏（おうばく）	山梔子（さんしし）

14

（1）「気虚」と「四君子湯」

●「気虚」とはどのような病態なのか？

　現代西洋医学の出発点は病理解剖学であり，正常に対する異常が病変であるということから，形態学的変化が主流となり現在に至っている．

　画像診断にしても形態学的な進歩は目覚ましいが機能学は遅れているため，形態的変化のない機能異常だけの人は置き去りにされている．しかし医学は生きている人間を診るのだから，形態と機能は同時に把えなければならない．

　そして人間を全体として把えるとき，眼にみえる肉体という物質とその機能という把え方は非常に良いと思う．

　物質である肉体を「血」，その機能を「気」とし，陰陽を「血気」として把える．生きた人間を生きたまま，大きく気と血，機能と物質として，気血の調和を健康，不調和を病とするのである．

　気とは目に見えない風のようなものであり，機能そのものである．

　気の異常を「気虚」と「気滞」とに分ける．ここではまず気虚について理解されたい．

> **「気虚」とは「気」の不足であり「機能低下」である．**
> **すなわち「元気がないこと」と「緩み」「弛緩」である．**

　❶……新陳代謝の低下により疲れやすく手足がだるく力が入らない，すぐ眠くなり言葉にも力がなく大きな声が出ない，息が続かない．脈は弱く遅く力がない．顔色は蒼白く口唇の血色がない．

＊

　❷……全身的・局所的な筋緊張が低下しエネルギー不足の状態で中空臓器，特に消化管の筋緊張低下や運動低下も多い．肛門括約筋，膀胱括約筋などの緊張低下で起きる尿や大便の失禁，膀胱の収縮力の低下による二段尿，子宮支持組織の弛緩による子宮脱などがある．

15

第2部　漢方の基本病態と基本方剤

気虚には，主に「脾の気虚」と「肺の気虚」がある．

脾の気虚とは？……上記❶❷の症状以外に食欲不振，味覚の低下などがあり，さらに内臓下垂，子宮脱，脱肛，ヘルニアなどを伴うと「中気下陥」という．また腸管の蠕動運動が悪く弛緩して便秘または排便困難がみられ，ガスの排出もスムーズでないため腹部膨満感を伴いがちである．胃腸機能も消化吸収力も弱いため，すぐに胃腸をこわし下痢をしやすく，痩せ型の人もいる．

肺の気虚とは？……少し動くと息切れがして苦しくなり，ハアハアと呼吸が浅くなる．ちょっと動いただけでも，食事をしてもすぐ汗が出る．

★ここに注目！

「気虚の人＝痩せ型」ではない

　一般の漢方書には気虚の方剤の適応症に「痩せ型で」と書いているが，これは誤りである．出血後の貧血や低蛋白血症，栄養失調のときも気虚の状態であり浮腫を生じることがある．同化作用よりも異化作用が弱くエネルギーに転換されにくい場合は太っていることが多い．

●「気虚」の病態を改善する補気剤とは？

　漢方ではこれらの気虚の病態を改善する薬剤を補気剤といい，精神神経系の気の低下までも改善する．西洋医学でも漢方の補気剤をうまく活用すれば，多くの人が心身ともに元気になるはずである．気虚という病態に対する基本方剤が**四君子湯**である．

　西洋医学ではこの補気剤のような働きをもつものはなく，栄養剤などはその場しのぎで尿に出て臭いもあり色づくが，補気剤を服むと身体に力がついてきて尿の色もきれいになる．疲労回復のドリンクなどもほとんどにカフェインが入っていて，ヤセ馬にムチを打っている感がする．

16

(1)「気虚」と「四君子湯」

●「四君子湯」とはどのような方剤なのか？

[構成生薬]
人参, 白朮, 茯苓, 甘草 （煎剤にするときは生姜・大棗を加える）

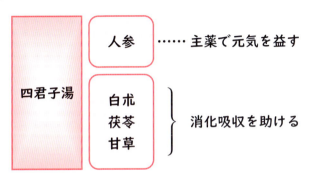

　中医学では四君子湯のことを「健脾益気湯」といっている．その名が示すように胃腸が弱く栄養の消化吸収ができないため，元気がなく体力もない．このような者に用いて，胃腸の働きを良くし食欲を進めて栄養状態を良くし，全身の機能を高め体力を回復させる方剤である．
　主薬は人参で，白朮, 茯苓, 甘草は消化吸収の働きを良くして元気を益す補助になり，エネルギー代謝の衰えた状態を改善する．
　人参と甘草は共に体をよく潤す性質があるため，人参湯（人参, 白朮, 乾姜, 甘草）では浮腫を起こすことがあるが，本方は利水の白朮・茯苓を配しているため浮腫を生じることはない．実に上手い配合である．
　本方は体を冷やすことも熱することも下痢や発汗させることもなく，ただ体力を補うだけの君子のような薬という意味で名づけられた．

●「四君子湯」を処方するポイントは？

　「食欲不振」を第一目標に処方する気虚の基本方剤であり，あらゆる病気で気虚のときには，本方を加減したものを方剤に組み込むことが多い．

生薬を学ぼう！

人参（微温性）
主作用＝元気の回復，体内の水分不足を補う

　ウコギ科の根．そのまま，または外皮を削り晒して乾燥したものは白参．水蒸気で透き通るまで蒸して乾燥したものが紅参．加工法によって含有の人参サポニンが様々に変化する．食用の人参はセリ科．

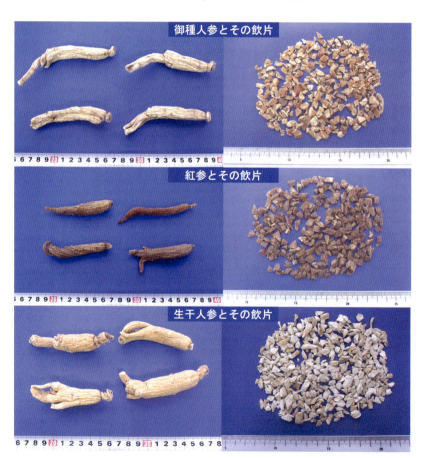

(1)「気虚」と「四君子湯」

〔薬能〕

人参の二大作用は元気を回復し，体内の水分不足を補うことである．

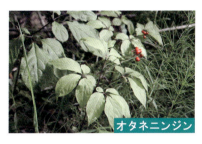
オタネニンジン

消化吸収機能を良くし食欲が出て，よく食べても胃腸を損ねなくなる．同化作用を良くして体力や気力が旺盛になり元気を回復する．また造血効果もあり貧血症に用いる．

肺の気虚も補うため，少し動くと自汗が出て，息切れがして苦しく動けない者に用いる（処方例＝**喘四君子湯**）．

水分不足を補う作用としては，脱水して脈が細く触れにくくなった時に**麦門冬・五味子**を配して（＝**生脈散**）用いると，体内に水分を保って脱水を防ぎ，触れにくかった脈が再びよみがえる．**麦門冬湯**に配合される人参も体内に潤いをつけることが目的である．

また精神の安定に良いが，過労を重ねて食欲もなくなり疲れてかえって眠れず，常に不安になり心悸亢進する者によく効く（処方例＝**加味帰脾湯**）．

人参には二つの使い方がある！

人参は補気薬としての使い方と，もう一つは温裏薬（お腹を温める薬）として，お腹の冷えによって消化管が痙攣して起きる心下痞硬・心窩部痛・胸痛・腹痛を目標に用いる．**大建中湯・半夏瀉心湯・木防已湯**に配合される人参は後者の使い方で必ずしも気虚を補うためではない．また四君子湯を用いる気虚の者には，必ずしも心下痞硬の腹診所見がなくてもよい．

人参はこんなときには不適応！

浮腫のある人，痰の多い人には浮腫や痰を多くすることがある．

元気で，頭痛や眼充血があり，よく腹を立て，眠れず，短気で血圧が高く脳出血にでもなりそうな者，また感染症の初期や裏熱（深部体温の上昇）が盛んなときには用いるべきではない．同じ精神の安定を図るといっても**黄連**や**山梔子**とは病態が全く異なる．

茯苓（平性）
主作用＝健胃，利水，鎮静

　和名マツホド，サルノコシカケ科の菌核．松の根につき，赤と白があるのはブクリョウ菌の種類の違い．奥歯で噛むと歯につくものが良い．

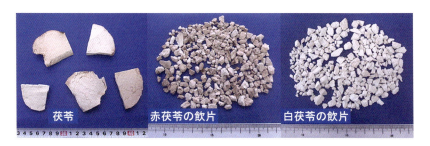

〔薬能〕

　消化を良くする健胃作用と利水作用がある．

　利水作用は，体内や消化管に滞った水分を血中に引き込んで，浮腫，腹水，嘔吐，下痢を治す．また胃内停水などがあり，めまいや心悸亢進する者を治す（処方例＝**苓桂朮甘湯**）．

　また鎮静作用があり，不眠，動悸，不安に用いる．

★ここに注目！

利水薬の茯苓・白朮は過剰な水だけを取る

漢方の利水薬である茯苓・白朮は必要な水は取らず，過剰な水だけを取る．

白朮（温性）
主作用＝健胃，利水

　和名オケラ，キク科の根茎．京都の「おけら詣」に代表されるように厄除けとして親しまれた．屠蘇散にも配合される．

〔薬能〕

性は温であり，食欲を増し消化を良くする健胃作用と利水作用がある．

白朮は腸内の水分を燥かして**茯苓・陳皮**と併せて下痢に用いる．浮腫や胃腸内の過剰水分を除くが，関節の水腫，皮下・筋肉など細胞間の水を除いて痛みを止める作用は沢瀉・茯苓よりも強い．

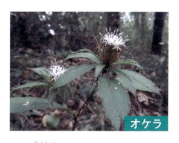
オケラ

また少しの動作での発汗や，寝汗をかきやすい者に黄耆などを配合して自汗を止める（処方例＝**防已黄耆湯，玉屏風散**）．

一方，安胎の効能があり，妊娠中の水腫，流産の予防に用いる．黄芩にも抗流産の作用があり白朮と配合されるが，その作用はあまり強いものではなく，切迫流産にはこれだけでは無理だと考えている．むしろ流産の予防に平素から服用するのがよい（処方例＝**当帰芍薬散**）．

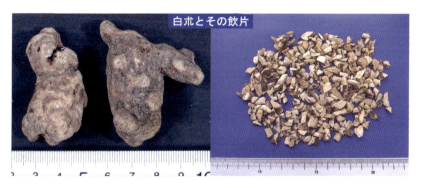
白朮とその飲片

白朮と蒼朮の違いを知っておこう！

同じ方剤でも漢方製薬メーカーによって白朮が使われていたり蒼朮が使われていたりするが，この二つの生薬には効能の違いがある．

蒼朮は白朮よりも利水作用は強いが，消化機能を増強する効果はない．蒼朮は急性の水様性下痢や消化不良に用いて，消化管の水分を小便にとり下痢を止める．白朮は胃腸機能が弱い慢性の下痢の者に用いる．

甘草(かんぞう)（微寒性）
主作用＝矯味，緩和，解毒，滋潤，鎮痙，抗化膿性炎症

　マメ科の根．グリチルリチン酸の甘みは砂糖の200倍といわれ，しょう油やたばこなどの甘味料として用いられる．日本では食用が大半．

　炙甘草は，切断した甘草を鍋に入れ，数分間加熱したものである．しみこむ程度の蜂蜜と少量の水を加えることもある．気力回復・食欲増進・鎮静効果が発現し心悸亢進，不整脈などの症状に用いる．

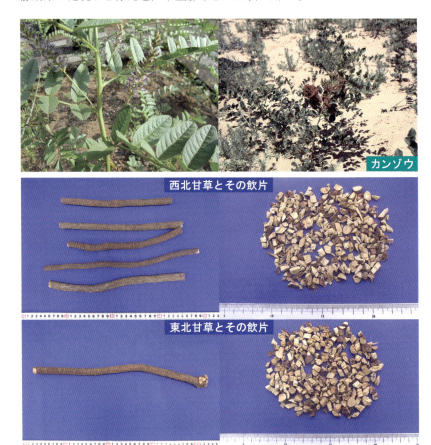

［薬能］

　甘草は国老と呼ばれ，非常に多くの方剤中に配合して緩和と矯味薬として用いられる．寒薬と用いると寒を緩くし，熱薬と用いれば熱を緩くする．また百薬の毒を消すといわれ，**大黄**服用による腹痛，**炮附子**の副作用，アルコールによる肝障害などを軽減する．

　主に体内水分が不足のときにこれを潤し補う．発汗過多あるいはエネルギー代謝亢進などにより，体内水分量が減少して心悸亢進，脈結代する者を治す（処方例＝**炙甘草湯**）．

　また消化管の攣縮性疼痛，胆石症・尿路結石症などの疝痛発作や骨格筋の痙攣や痛みを止める．**芍薬**と配合する（処方例＝**芍薬甘草湯**）．

　そして胃腸の働きを良くし体の元気を益す．これには**炙甘草**を用いる．**大棗**を配し，ヒステリーの精神神経症状を緩和する（処方例＝**甘麦大棗湯**）．

　その他，消炎作用，抗化膿性炎症の作用があり，熱を下し，化膿を抑え，咽喉の腫痛や排尿量・回数の減少，排尿時痛，口舌の瘡に用いる．上気道炎，気管支炎，咳嗽，喘息に用いる．これには**甘草**を用いる．

「炙甘草」と「甘草」の作用の違いは？

　炙甘草は補気，生甘草は抗化膿性炎症（清熱解毒）作用が主体．

★ここに注目！

甘草の副作用について

　甘草は体内水分が不足するときにこれを潤し補う作用があるが，可笑しなことに一般的にこれが副作用として注意書きされている．しかしこれは甘草の主作用の一つである．甘草を単味で使用することはなく，体内水分が多ければ利水の生薬を配合するのが方剤学の基本である．

　例外的に**桔梗湯**と**芍薬甘草湯**だけは甘草の比率が高く，長期に続ける場合の注意書きをすべきである．

大棗(たいそう)(温性)

主作用＝健胃，滋潤，緩和，矯味，鎮静

　和名ナツメ，クロウメモドキ科の果実．果肉は甘く，菓子製造に用いる．名前の由来は夏(ナツ)に芽(メ)が出るからナツメといわれる．

〔薬能〕

　胃腸が虚弱で気力が少ない，体がだるい者の胃腸の働きを良くする．潤性があり津液の不足を補い，緩和，矯味に用いる．

　鎮静作用があり，ヒステリーに用いる(処方例＝**甘麦大棗湯**(かんばくたいそうとう))．

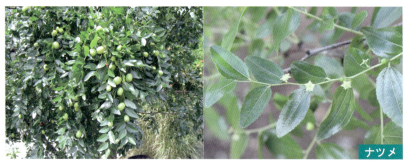

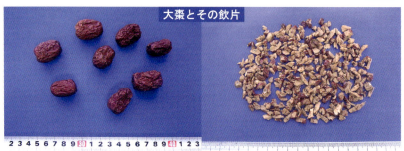

大棗とその飲片

(1)「気虚」と「四君子湯」

生姜(しょうきょう)（微温性）
主作用＝お腹を温める，食欲促進，半夏の副作用防止

　ショウガ科の根茎．日本では生をひねしょうが，乾燥した乾生姜を生姜という．日本本州では花を咲かせない．ショウガはその大きさから大生姜系と小生姜系とに分かれる．生姜は大きくなるにつれ辛味は薄れていくため，薬用には小生姜系が使われる．

〔薬能〕

　お腹を温め，血行を良くし発汗解表作用がある（処方例＝**桂枝湯**(けいしとう)）．

　胃を刺激して胃の働きを良くし，食欲を進め嘔吐を止める．

　冷えが原因で起きる腹痛や下痢に用いられる．冷えによる腸の蠕動を抑制する働きがあるとされる（処方例＝**小建中湯**(しょうけんちゅうとう)）．

　肺が冷えて白色粘痰のある者の気管支カタルを治す（処方例＝**二陳湯**(にちんとう)）．

　半夏(はんげ)の副作用（強烈な舌のしびれ感，咽喉の刺激感など）を消す．

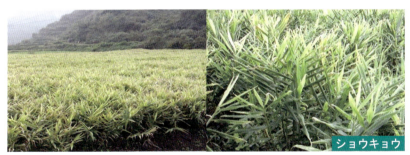

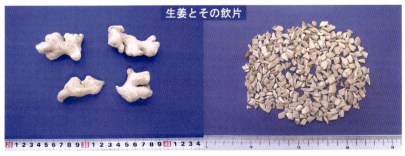

25

第2部　漢方の基本病態と基本方剤

四君子湯 ＋ 半夏　陳皮

気虚の代表方剤①
六君子湯（りっくんしとう）

●「六君子湯」とはどのような方剤なのか？

［構成生薬］
人参，白朮，茯苓，甘草，陳皮，半夏，(生姜，大棗)

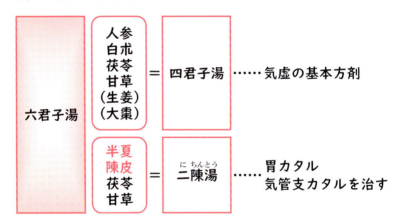

　気虚の者は平素から食欲不振で，胃が弛緩し機能低下があり胃がもたれることがあるため，**四君子湯**に胃の運動を少し良くする理気健胃薬の**陳皮**を加える．これを**異功散**といい，さらに嘔吐，悪心，胃カタルに良い**半夏**を加えると**六君子湯**になる．

　半夏・生姜は悪心・嘔吐を治し，**陳皮・半夏・茯苓・甘草・生姜**は，痰湿の代表方剤である**二陳湯**であり，胃カタルや気管支カタルを治す．

　サラサラしているのは湿とか水と称され，カタル（粘膜の滲出性炎症）とか関節の中にたまる粘っこい液体は痰と称される．**二陳湯**は水よりも痰，

すなわちカタルあるいは全身性水腫に用いる．**六君子湯**は**四君子湯**に**二陳湯**を合方した方剤ともいえる．

●「六君子湯」はどのような病態・疾患に効くのか？

　全身的な元気の低下と消化管の筋緊張低下，弛緩による蠕動運動低下があり，気滞（悪心，嘔吐，胃もたれなど）と痰湿がある病態に適応し，胃部の膨満，胸やけ，ゲップにも良く，機能性ディスペプシアの気虚タイプに有効である．

生薬を学ぼう！

陳皮（温性）
主作用＝消化管機能を改善する理気と燥湿化痰

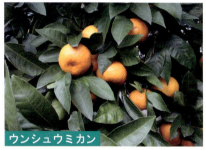

ミカン科の果皮．もともとは陳橘皮といわれていたが略された．陳は古いの意味で，古い橘皮ほど重用された．しかし古くなり過ぎると芳香が減るため，品質管理とのバランスが要求される．

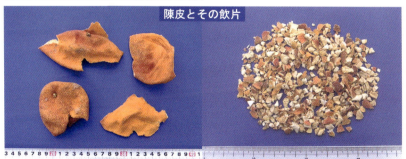

〔薬能〕

性は温であり，消化管機能を改善する理気作用と燥湿化痰作用がある．

胃腸の過剰な緊張を除き動きをスムーズにし，食欲も出て胸の痞えがとれる．悪心嘔吐，シャックリを止め，下痢，腹痛，消化不良に用いる．去痰作用があり，胃カタルや気管支カタルを治す．**二陳湯**は，**半夏**が粘液を溶解し，**茯苓・陳皮**がこの溶解した粘液を吸収する．

また体を温めて発汗させ，風邪の初期で軽い場合に用いる．

半夏（微温性）

主作用＝中枢性・末梢性の鎮嘔制吐，鎮咳去痰，鎮静

和名カラスビシャク，サトイモ科の塊茎．暦の夏至から11日目（7月2日頃）の「半夏(半夏生)」によく生じるため「半夏」と呼ばれるようになった．

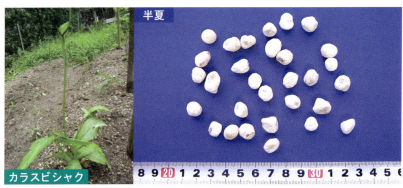

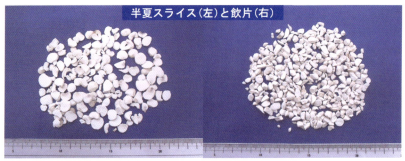

（1）「気虚」と「四君子湯」

〔薬能〕

中枢性・末梢性の鎮嘔制吐，鎮咳去痰作用，そして鎮静作用がある．

半夏は去痰薬に分類され，鎮咳の効果について述べた書物は少ないが，強い鎮咳作用がある．しかも中枢性の鎮咳作用と，咽頭などからの刺激による反射性の咳嗽を抑える末梢性の作用とがある．気管支拡張作用の麻黄，厚朴などの薬物を配して痙攣性咳嗽を治す．

半夏は痰の聖薬で，喀痰や胃の粘液に半夏を直接加えると溶解する．また粘液の分泌を少なくして悪心を抑える．即ち喀痰の溶解と分泌を減少させる二つの作用を同時にもっている鎮咳去痰薬である（処方例＝**二陳湯**）．

中枢性・末梢性の鎮嘔作用，吃逆を止める作用もあり，胃寒，つわり，痰飲嘔吐に用いる（処方例＝**小半夏加茯苓湯**）．

半夏はこんなときには不適応！

半夏は燥湿の作用があるため，湿痰の治療には良いが燥痰・粘痰には良くない．また体が乾燥して口渇や舌燥がみられるときにも良くない．

★ここに注目！

漢方処方における組合せの妙

麦門冬湯という方剤を鎮咳去痰薬という面から見ると燥痰に適用できるが，燥かす作用の**半夏**を主薬としている．**半夏**の鎮咳・去痰の作用を主薬とすれば体はさらに乾燥して困るため，体を潤す作用のある**麦門冬**を用い，さらに**人参・粳米・大棗・甘草**といった燥を潤す薬物を加えている．このように，漢方には副作用がないのではなく，副作用を起こさないように配合していくのが漢方なのである．炎症のある場合には，**半夏**が温性でも**黄連**，**黄芩**，**栝楼仁**などの寒性薬を配合すれば使用できる．薬は配合と使い方で様々に変わるのである．

第2部　漢方の基本病態と基本方剤

●「半夏＋生姜」の組合せを覚えよう！

半夏に生姜を合わせることで**半夏の副作用（強烈な舌のしびれ感，咽喉の刺激感など）をなくし鎮嘔制吐作用を強める**ことができる．

この「半夏＋生姜」が配合される方剤を例示すると次のようなものがあるが，覚えておくと各方剤の理解が深まり応用が利くようになる．

方剤	組合せ	配合生薬
小半夏加茯苓湯 （しょうはんげかぶくりょうとう）	半夏＋生姜 ＋	茯苓（ぶくりょう）
二陳湯 （にちんとう）	半夏＋生姜 ＋	茯苓（ぶくりょう），陳皮（ちんぴ），甘草（かんぞう）
六君子湯 （りっくんしとう）	半夏＋生姜 ＋	茯苓（ぶくりょう），陳皮（ちんぴ），甘草（かんぞう），人参（にんじん），白朮（びゃくじゅつ），大棗（たいそう）
半夏厚朴湯 （はんげこうぼくとう）	半夏＋生姜 ＋	茯苓（ぶくりょう），厚朴（こうぼく），蘇葉（そよう）
半夏瀉心湯 （はんげしゃしんとう）	半夏＋乾姜（かんきょう） ＋	黄連（おうれん），黄芩（おうごん），人参（にんじん），甘草（かんぞう），大棗（たいそう）
大柴胡湯 （だいさいことう）	半夏＋生姜 ＋	柴胡（さいこ），黄芩（おうごん），芍薬（しゃくやく），枳実（きじつ），大棗（たいそう），大黄（だいおう）
小柴胡湯 （しょうさいことう）	半夏＋生姜 ＋	柴胡（さいこ），黄芩（おうごん），人参（にんじん），甘草（かんぞう），大棗（たいそう）
柴胡桂枝湯 （さいこけいしとう）	半夏＋生姜 ＋	柴胡（さいこ），黄芩（おうごん），人参（にんじん），桂枝（けいし），芍薬（しゃくやく），大棗（たいそう），甘草（かんぞう）
柴胡加竜骨牡蛎湯 （さいこかりゅうこつぼれいとう）	半夏＋生姜 ＋	桂枝（けいし），茯苓（ぶくりょう），竜骨（りゅうこつ），牡蛎（ぼれい），柴胡（さいこ），黄芩（おうごん），人参（にんじん），大棗（たいそう），大黄（だいおう）

30

(1)「気虚」と「四君子湯」

四君子湯去茯苓 + 黄耆 陳皮 升麻 柴胡 当帰

気虚の代表方剤②
補中益気湯
（ほちゅうえっきとう）

●「補中益気湯」とはどのような方剤なのか？

[構成生薬]
黄耆，人参，白朮，炙甘草，当帰，陳皮，升麻，柴胡，大棗，生姜

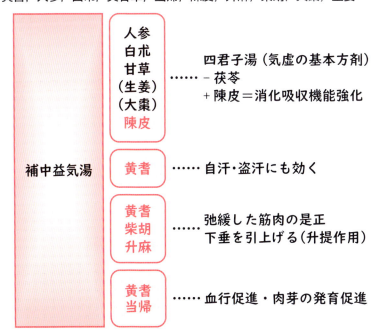

四君子湯に黄耆を加えると自汗・盗汗にも効く**大四君子湯**（だいしくんしとう）になる．補中益気湯は大四君子湯に理気の陳皮も加わった気虚の方剤である．**黄耆**を主薬にして**柴胡・升麻**を加え，弛緩した筋肉の緊張を正常にし下垂したもの

31

第2部　漢方の基本病態と基本方剤

は持ち上げる．このアトニーの状態を「**中気下陥**」と呼び，これを引き上げる作用を「**升提**」という．

　升堤作用により括約筋の緊張低下の状態を引き上げ胃・腸アトニー，眼精疲労・弱視，膀胱の収縮力低下の状態，子宮脱・脱肛・直腸脱垂などを治す．無力性・弛緩性の筋肉の緊張を強くするが，過緊張や痙攣は起こさない．

　黄耆・当帰は血管拡張作用があり血行を良くし，肉芽の発育を促進して潰瘍を治す．**陳皮・生姜・大棗**は健胃作用である．

●「補中益気湯」はどのような病態・疾患に効くのか？

　補中益気湯は別名「**医王湯**」といわれ，慢性疾患の気虚に対して頻用される．また慢性疾患治療の処方に合方することも多い．

　病中病後，手術の前後や夏バテ，妊娠中や産後の疲労，体力低下，手足がだるいという訴えの者に有効である．また放射線・コバルト照射や抗生物質・抗癌剤などによる副作用防止，または治療に用いる．

生薬を学ぼう！

黄耆（微温性）

主作用＝補気，升提，固表止汗，利水消腫，内托

　マメ科の根．滋養強壮剤としては人参と並び称される．内部が黄白色で軟らかい甘い香気のあるものが上品．山本巌曰く「嚙むと甘いのんがええ黄耆や．いっぺん嚙んでみい」．

〔薬能〕

　黄耆の脾を補う補気作用は**人参**に似て，表を強化するのは**桂枝**に似て皮膚近くの利水作用がある．少し動いたり，食事をしたりするとすぐに汗が

(1)「気虚」と「四君子湯」

出るなどの自汗・盗汗を止める作用がある（処方例＝玉屏風散）．

身重，関節の水腫，しびれ，筋肉の痙攣，四肢顔面の浮腫を利水して除く．

また皮膚の血管を拡張し血行を良くして栄養も改善するため，脳出血の運動麻痺や，皮膚の水腫のためのしびれなどに用いる．

皮膚化膿症に対しては十分に化膿させ自然に排膿させる作用と，排膿後の治癒を速やかに

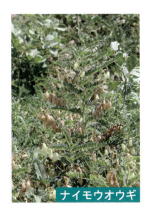

ナイモウオウギ

する二つの作用がある．膿が自潰しないときは膿がよく張って排膿して治る．次に膿が出て潰瘍になったときには，肉芽が増生して癒える．炎症が激しいときは用いない（処方例＝千金内托散）．

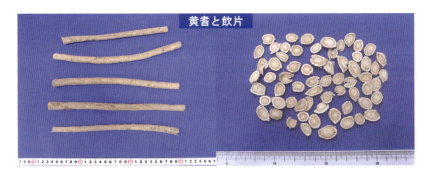

黄耆と飲片

ここに注目！

黄耆と人参の共通点と相違点は？

どちらも補気薬という点では共通している．**黄耆**の補気作用は**人参**に及ばないが，元気を回復させ，筋肉を強くする益気升陽の升堤作用と固表止汗，内托（化膿を促し，瘡を治す）の作用があり，最も大きい違いは**人参**が体内水分を補うのに対して**黄耆**は利水消腫の作用がある．

33

升麻（微寒性）
主作用＝升提，抗化膿性炎症，消炎鎮痛止痒

和名サラシナショウマ，キンポウゲ科の根茎．葉を茹でてさらして食していたことが名前の由来（晒菜升麻）．日本で使用されるのは黒升麻．赤升麻はユキノシタ科植物で全くの別物．

〔薬能〕

内臓下垂症，脱肛・子宮脱のような臓器ヘルニアを治す升提作用に加え，清熱解毒の効能があり抗化膿性炎症・消炎鎮痛止痒に作用し麻疹を透疹する．頭痛（部位は眉の間）を治し歯痛，咽喉腫痛，副鼻腔炎や口舌の瘡などに用いる．

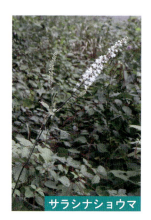
サラシナショウマ

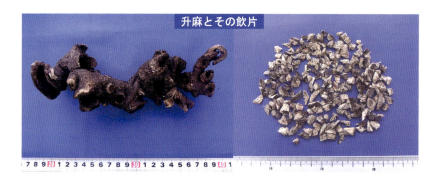
升麻とその飲片

（1）「気虚」と「四君子湯」

症例 ……3年間続く不正性器出血（34歳，女性）

不妊症でご主人と共に来られた．中肉中背で子宮筋腫はなく，貧血もない．特に体質的な特徴はない．

付き合って5年，結婚して丸3年になるが，結婚直前から少量の不正出血が続いている．この3年間で出血がないのは1年に4～5日くらいのため性行為も1年に2回ほどである．

婦人科でのホルモン剤も無効．漢方薬も当帰芍薬散，桂枝茯苓丸，加味逍遙散合四物湯，温清飲などを順次変方し2年は服用したという．

*

まず**芎帰調血飲第一加減**と**芎帰膠艾湯**1ヵ月で全く変化なし．そこで四物湯に四君子湯を加えるという意味で**十全大補湯**としたが1ヵ月で変化なし．

平素はガスが出なくてお腹が張るが，夜布団に入るとプーと出て気持ち良いという．腸の動きもだが子宮筋の弛緩があり子宮頸部の収縮が弱いのが原因か，と考えた．

升堤作用をもつ**補中益気湯**に**当帰芍薬散**を加えた（別の症例で補中益気湯をたくさん服むと子宮脱にも1週間で著効を得た経験がある）．10日ほどで手応えを感じたそうで，1ヵ月でずいぶん良くなり，出血のない日の方が多くなった．

その後3ヵ月ほどで妊娠し，妊娠中も同方を続服し出産．

産後は**補中益気湯**と**芎帰調血飲第一加減**を3ヵ月間服用した．

*

「中空臓器の弛緩」と考え，四君子湯加減といえる**十全大補湯**（四君子湯＋四物湯＋黄耆・肉桂）で無効であったため「升堤作用」も兼ねた**補中益気湯**を用い奏功した例である．

35

第2部　漢方の基本病態と基本方剤

漢方の基本病態と基本方剤(2)
「気滞」と「四逆散」
「気鬱」と「半夏厚朴湯」

p.14	気虚（ききょ）	四君子湯（しくんしとう）	人参（にんじん） 白朮（びゃくじゅつ） 茯苓（ぶくりょう） 甘草（かんぞう）
▶	気滞（きたい）	四逆散（しぎゃくさん）	柴胡（さいこ） 枳実（きじつ） 芍薬（しゃくやく） 甘草（かんぞう）
	気鬱（きうつ）	半夏厚朴湯（はんげこうぼくとう）	半夏（はんげ） 厚朴（こうぼく） 生姜（しょうきょう） 茯苓（ぶくりょう） 蘇葉（そよう）
p.59	血虚（けっきょ）	四物湯（しもつとう）	地黄（じおう） 当帰（とうき） 芍薬（しゃくやく） 川芎（せんきゅう）
p.77	瘀血（おけつ）	桂枝茯苓丸（けいしぶくりょうがん）	桂枝（けいし） 茯苓（ぶくりょう） 牡丹皮（ぼたんぴ） 桃仁（とうにん） 芍薬（しゃくやく）
p.95	水湿（すいしつ）	四苓散（しれいさん）	白朮（びゃくじゅつ） 茯苓（ぶくりょう） 沢瀉（たくしゃ） 猪苓（ちょれい）
p.116	裏寒（りかん）	人参湯（にんじんとう）	人参（にんじん） 乾姜（かんきょう） 甘草（かんぞう） 白朮（びゃくじゅつ）
p.135	実熱（じつねつ）	黄連解毒湯（おうれんげどくとう）	黄連（おうれん） 黄芩（おうごん） 黄柏（おうばく） 山梔子（さんしし）

●「気滞」とはどのような病態なのか？

「ストレスをスパイスに」といわれても難しいことは多い．そして現代社会のストレスは，自律神経支配下の消化器系や循環器系などにも機能的変化を与え，発病や疾病の経過に影響を与える．

精神は肉体に影響し，肉体の変化は精神活動に変化を与えるのである．

例えば消化管では，食べた物が口から食道・胃・小腸・大腸・肛門まで順調に下がって行くのを気が順であるという．呼吸器では，呼気が順調に出て吸気が気持ちよく入れば気は順である．

> 「気滞」とは腹部膨満感や逆流性食道炎などのように気が体内で円滑に流れない状態，もしくは気が停滞した状態をいう．「気虚」が元気なく弛緩であるのに対し，「気滞」は「過緊張」である．「気滞」は「機能異常」と「精神的ストレス」の両面から捉える．

❶……自律神経支配下の平滑筋の運動異常，ジスキネジーである．

　即ち気管，気管支，食道から直腸までの消化管，そして胆囊・胆道，膀胱・膀胱括約筋，卵管・子宮など中空臓器の過緊張・痙攣である．

*

❷……「気鬱」，「肝鬱」，「七情（怒・喜・思・憂・悲・恐・驚の七つの情緒変化）」で代表される精神症状である．

*

情動が自律神経系や内分泌系に異常を起こし，ストレス潰瘍をはじめ様々な機能的，またさらに器質的病変を生ずる．

そして精神的な気滞は機能異常を伴うことが多く，薬物にも両方の作用を持つものがあるが，この二つは分けて考える方がよい．

●「気滞」を改善する理気剤とは？

気滞の治療原則である「理気(りき)」とは，気滞を理するという意味である．理気剤は，気滞の治療を目的にその病態に応じて理気作用のある薬物を中心に瀉下薬，利水(りすい)薬，活血(かっけつ)・駆瘀血(くおけつ)薬をはじめ向精神作用のある薬物，鎮嘔作用のある薬物などを配合してつくられているが，この理気剤の基本方剤が四逆散(しぎゃくさん)と半夏厚朴湯(はんげこうぼくとう)である．

理気剤に代わる西洋薬はない！

西洋医学では，器質異常のない機能異常の人の治療に難渋しているが，これを気滞と判断して理気剤を用いるとより良く治る．

西洋医学の作用は概ね一方通行である．過緊張や痙攣を弛緩させる西洋薬は少し量が多いと弛緩させ過ぎてしまう．しかも目標の部分以外も弛緩させてしまうため，副作用が出てもおかしくはない．

それに対し漢方では異常を正常に戻すだけであり，行き過ぎることはなく弛緩させ過ぎない．また正常な部分まで弛緩させることはない．むしろ緊張や痙攣を緩めると同時に弛緩していれば動きを良くするのである．

●「四逆散」とはどのような方剤なのか？

［構成生薬］
柴胡(さいこ)，枳実(きじつ)，芍薬(しゃくやく)，甘草(かんぞう)

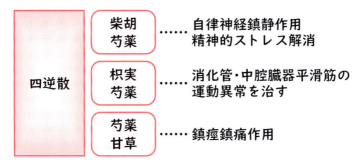

柴胡・芍薬・(甘草)は自律神経鎮静作用があり，心身症，神経症に用いてイライラ，緊張，不安，憂うつなど精神的ストレスを解消する．

枳実・芍薬は自律神経支配下の消化管・中腔臓器平滑筋の運動異常を正常にする．

芍薬・甘草は緊張からくる平滑筋の痙攣を抑える鎮痙鎮痛作用がある．

●「四逆散」を処方するポイントは？

四逆散は主にストレスによって起きる機能異常に多用される．しかし単独で用いることはなく，様々な処方の中に組み込まれる．

●「四逆散」はどのような疾患に効くのか？

主に，胃潰瘍，胆石の疼痛，心窩部の痙攣性疼痛などに有効である．そのほか反芻症，逆流性食道炎，食道痙攣，幽門痙攣など上部消化管の運動障害．胆道ジスキネジー，胆石症，胆のう炎，痙攣性便秘の過敏性結腸，膀胱神経症などに有効である．

●「半夏厚朴湯」とはどのような方剤なのか？

［構成生薬］
半夏，厚朴，生姜，茯苓，蘇葉

半夏は鎮咳去痰，厚朴は平滑筋の痙攣を緩めるため，半夏と厚朴の組み合わせは食道・気管支筋の痙攣を止め喘息に用いられる．

半夏・生姜・茯苓は悪心・嘔吐を抑え，蘇葉は気分を晴れやかにする．

茯苓・蘇葉・半夏・厚朴は利水作用と軽い向精神作用がある．

本方は気剤の代表といわれ，気がもつ二つの側面，気滞と抑うつに対応できる処方である．七情（怒・喜・思・憂・悲・恐・驚の七つの情緒変化）の気を治すため，四七湯とか大七気湯ともいわれる．

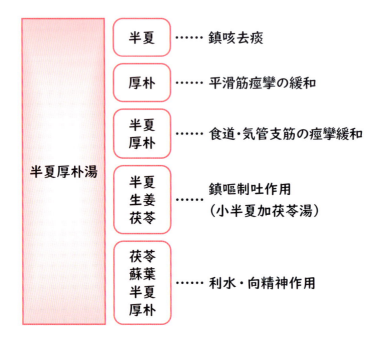

●「半夏厚朴湯」はどのような病態・疾患に効くのか？

　つわりに用いる**小半夏加茯苓湯**に**厚朴**と**蘇葉**を加えた方意であり，嘔吐，咳嗽，シャックリなどの痰飲の症状を基本に，食道・噴門・胃の痙攣や緊張亢進のために咽の異物感，心下部の膨満感・痞塞感を訴える者，また咽喉部の浮腫による嗄声や顔面・四肢の浮腫に有効である．咽喉部に炙った肉片がくっついているように感じる者に適応する．

(2)「気滞」と「四逆散」／「気鬱」と「半夏厚朴湯」

生薬を学ぼう！

柴胡（微寒性）

主作用＝消炎解熱，自律神経・内分泌調整，升提

セリ科の根．ミシマサイコは，かつて伊豆半島付近から良品の柴胡が産出し三島地方に集められ，全国の市場に出された事に由来する名称．

〔薬能〕

柴胡は熱病にも雑病にも使われ，それぞれの病態は異なる．

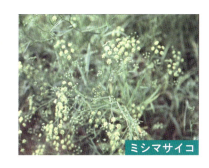

ミシマサイコ

熱病には，消炎解熱作用があり感冒やインフルエンザで食欲低下し往来寒熱（悪寒と発熱が交替で現れる），弛張熱(38℃以上の発熱が日差1℃以上

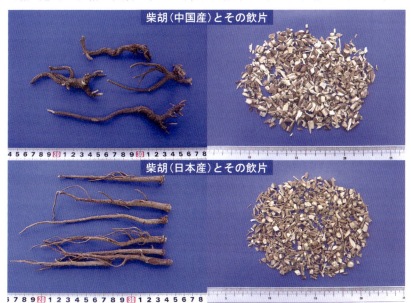

柴胡（中国産）とその飲片

柴胡（日本産）とその飲片

41

で上下し平熱まで降下しない）の者に有効で**黄芩**と配合して用いる．

　雑病には，自律神経・内分泌の調整作用があり，イライラ，緊張など精神的ストレスを除き，食道・噴門部の攣縮による咽のつかえ感，胸苦しさ，胸腹部の痛み・張る感じ，心窩部膨満感，側頸部・胸脇季肋部の筋肉の緊張を緩める．

　これとは反対に平滑筋・骨格筋の緊張が弛緩した状態に，**黄耆・升麻**を配して緊張・収縮力を強くし胃下垂・脱肛・子宮脱を治す（升堤作用）．しかし過緊張や痙攣を起こさせるものではない．

　このように相反する二つの働きを同時にもつというのは，西洋薬には考えられない作用である．これも自然のもつ力なのであろう．弛緩した肛門括約筋・膀胱括約筋の緊張なども回復する（処方例＝**補中益気湯**）．

枳実（微寒性）

主作用＝平滑筋の痙攣緩和，中腔臓器の運動調節

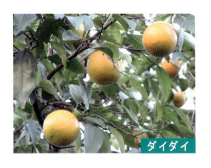

　ダイダイまたはナツミカンの未熟果実．未熟で小さく直径3cm位の果肉も同時に切って乾燥したものが**枳実**であり，さらに生育の進んだ鶏卵大直径5cm位の未熟果を**枳殻**という．

　作用は**枳実**が強く，**枳殻**はおだやかで体の弱い者にも使える．

〔薬能〕

　平滑筋の痙攣を緩め運動を正常にする．中腔臓器（胃腸・胆道・尿管・子宮など）の運動を調節し，機能をスムーズにする．

　食道下部の痙攣のためその上部が拡張し，咽のつかえ感により食べられない者を治す．

　幽門や腸管の痙攣のため，胃内に食物が停滞して心下部が痞えて苦しい者には，痙攣を治し食物を十二指腸へ送り膨満感や圧痛を治す．反芻症，

(2)「気滞」と「四逆散」/「気鬱」と「半夏厚朴湯」

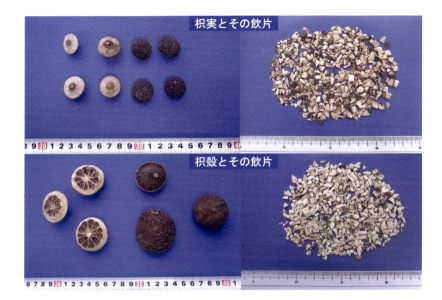

逆流現象に用いられる．

　胃腸の蠕動をスムーズにし不消化物や腸内ガスを下方へ送り排出して，腹部の膨満感，腹痛，便秘を治す．裏急後重に用いる．

　また気管支筋の痙攣を緩めて去痰・排膿をスムーズにする．

　枳実は逆蠕動や痙攣を止める作用と，これとは反対に弛緩した筋肉の運動を良くする正反対の作用を同時にもつため，子宮脱・ヘルニア・脱肛・胃下垂にも非常に用いやすい．

ここに注目！

柴胡・枳実は相反する作用を兼ね備える！

　柴胡は平滑筋・骨格筋の緊張・痙攣を緩和する作用とともに反対に弛緩状態の収縮力を高める作用をもつ．枳実は逆蠕動や痙攣を緩和する作用とともに反対に弛緩した筋肉の運動を改善する作用をもつ．共に相反する二つの作用を兼ね備えている．

芍薬（微寒性）
主作用＝平滑筋・骨格筋の痙攣緩和，収斂，補血

　ボタン科の根．植物学上，牡丹は木本であり，芍薬は草本である．国内薬用作物の取り組みでは，栽培しやすく特に鳥獣被害が少ないため当帰と共に芍薬が選ばれやすい．

〔薬能〕

　芍薬は多彩な効能をもつが，大きく分けると平滑筋・骨格筋の痙攣を緩める作用と，そして収斂作用がある．

　消化管・胆道・尿路・子宮等の中空臓器の痙攣性疼痛や痙攣性便秘に，ことに腓腹筋の痙攣，胸腹部の疼痛に用いる．月経時・妊娠時の腹痛に用いる．筋肉の痙攣や強過ぎる緊張を緩める作用があるが，緩め過ぎることがないため有用である．

　収斂作用としては，過度の発汗を抑制，また発熱性疾患の発汗過多を抑える止汗作用．鼻出血，喀血，下血，性器出血などに血管を収縮して止血する止血作用．**桂枝・川芎・当帰**などの漢方薬による血管拡張，頭痛，のぼせ，動揺感，回転性めまいなどの症状に対し血管を収縮して抑制する．そして，胃液分泌を抑制し胃酸過多にも適用する．

　また自律神経の興奮に用いて，イライラや気を使って起きる脇痛，腹痛

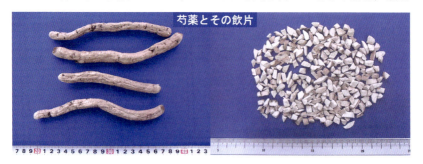
芍薬とその飲片

を治す．

　補血作用もあり，月経痛を伴う血虚による月経不順，不正性器出血を治す（処方例＝**四物湯**）．

厚朴（大熱性）
主作用＝平滑筋痙攣の緩和，腹部膨満の改善，整腸，気管支拡張

　和名ホウノキ，モクレン科の樹皮．材は堅いので下駄の歯などの細工物に使う．ヤニが少なく加工しやすいため，日本刀の鞘にも用いられた．葉は殺菌効果があり朴葉焼きや朴葉味噌，柏餅を包むのに用いられる．

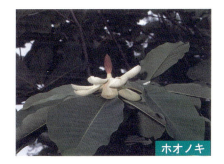

〔薬能〕

　厚朴は主に腹部の膨満と下痢を止めるのに用いられる．平滑筋の痙攣を緩めるクラーレ様作用があり食道・噴門・幽門・腸の痙攣を除き，咽頭部や食道の痞え感・違和感，胃部膨満感，吐気を治す．

　例えば，胃の緊張が亢進すると胃の形は牛角胃のように小さくなり，少し食べるとすぐに腹一杯で，胃部が膨満して苦しくなり食べることができない．そのような胃の緊張を緩めて治す．

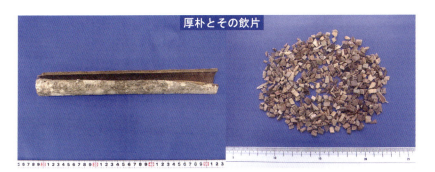

お腹を温めて，腸管の痙攣を抑制して腹痛や裏急後重を治す．腸管内の内容物やガスの停滞による腹部膨満感，腹痛，しぶり腹に用いる．抗菌作用もあり消化管の水分を除き急性腸炎の下痢を止める．

大黄の瀉下作用で起きる腸の痙攣を止め瀉下までの時間を短縮する．

また気管・気管支の痙攣を緩め気管支拡張作用もあり，気管支炎，気管支喘息の呼吸困難に用いる（処方例＝**半夏厚朴湯**）．

蘇葉（温性）
主作用＝発汗，健胃，止嘔，魚介の解毒

シソ科の葉．紫蘇と言えば赤色と青色を連想するが，薬用には赤色のみを用いる．魚類のアレルギーに効くため刺身などに添えられる．

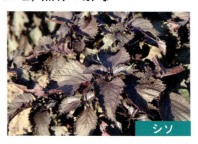

シソ

〔薬能〕

発汗，健胃作用があり嘔吐を止め，魚介類の解毒や防腐作用がある．

体を温めて皮膚血管を拡張し，皮膚の血行を良くし発汗させるが，**麻黄**のように強くはなく，効きが弱い（処方例＝**香蘇散**）．

胃腸を整え消化を助け食欲を増し，むかむか嘔吐を止める．

肺や気道の浮腫を除き鎮咳去痰を助けるが，**蘇子**の方が効果は強く肺気腫やうっ血性心不全に用いられる（処方例＝**蘇子降気湯**）．

精神的ストレスからくる胸・脇・腹痛に良く，安胎作用もある．

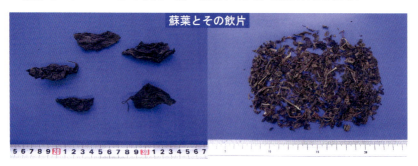

蘇葉とその飲片

(2)「気滞」と「四逆散」／「気鬱」と「半夏厚朴湯」

●理気薬には他にどんなものがある？

　理気作用は主に，機能を順調にする「**行気**」と，鬱結を散らし逆行する気を下す「**降気**」の二つに分ける．しかし臨床的には，両方の作用を要する症状が同時に診られることも多い．行気薬・降気薬に分類される薬物は，中空臓器の過緊張・痙攣・逆蠕動を調整する．

　理気薬には前述したものを含めて次のようなものがある．

行気薬	陳皮，芍薬，枳殻，木香，香附子など

降気薬	枳実，枳殻，厚朴，木香など

木香：大腸の気滞に適応し下痢の腹痛，裏急後重に良い．
香附子：気鬱や精神的ストレスによる脇痛・月経痛にも適応する．

●向精神作用のある生薬にはどんなものがある？

　本書に取上げた基本生薬を含めて向精神作用のあるものを適応別に分類して例示する．詳細は序文に挙げた山本巌関連書籍を参照されたい．

イライラ・緊張・焦燥	柴胡，芍薬，甘草

易怒・興奮	黄連，黄芩，山梔子

不安・心悸亢進	桂枝，甘草，牡蛎

不安・抑うつ傾向	蘇葉，厚朴，香附子，薄荷

ヒステリー・癇癪・痙攣	甘草，大棗

不眠・鎮静	黄連，山梔子，茯苓，釣藤鈎，酸棗仁，牡蛎

47

第2部　漢方の基本病態と基本方剤

四逆散 の構成要素＝ 枳実＋芍薬

「枳実＋芍薬」が配合される理気剤
大柴胡湯（だいさいことう）

●「大柴胡湯」とはどのような方剤なのか？

[構成生薬]

枳実（きじつ），芍薬（しゃくやく）　柴胡（さいこ），黄芩（おうごん），半夏（はんげ），大黄（だいおう），生姜（しょうきょう），大棗（たいそう）

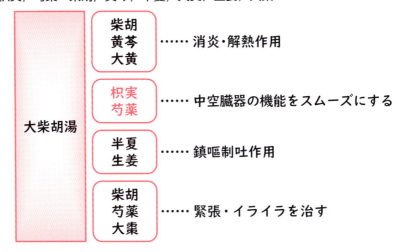

　柴胡・黄芩に**大黄**を加えて消炎・解熱作用を強化している．高熱でうわ言まであるような炎症を早急に抑えるため**枳実**を配合して**大黄**の効果を早め，作用を緩和させる**甘草**は除いてある．

　一方，雑病に用いる場合は**枳実**で中空臓器の蠕動を亢進し，**芍薬**と共に消化管平滑筋の痙攣を止め腹痛を和らげ，**半夏・生姜**により悪心・嘔吐を止め，**柴胡・芍薬・大棗**で緊張，イライラを治す．**大棗**はまた**半夏**の燥性を防ぐ．

(2)「気滞」と「四逆散」／「気鬱」と「半夏厚朴湯」

●「大柴胡湯」はどのような病態・疾患に効くのか？

熱病では少陽病と陽明病を兼ねた時期の炎症が進んだ病態に適応し，雑病では逆流性食道炎や胆のう・胆道の機能異常，向精神薬として神経症などに有効である．気管支喘息の体質改善剤として用いることもある．

鎮痙・鎮痛には甘草を加える方が良いので，エキス剤では芍薬甘草湯を合方する．炎症が強ければ黄連解毒湯を，黄疸があれば茵蔯蒿湯などの漢方製剤を合方し胆のう炎や急性肝炎に用いる．

中空臓器の機能異常に効く
●「枳実＋芍薬」の組合せを覚えよう！

芍薬は蠕動の過剰亢進を抑え平滑筋の痙攣を鎮めて胃痛，腹痛を治す．枳実は芍薬と共に自律神経支配下の中空臓器の運動異常（ジスキネジー）を治し，腸管や平滑筋の蠕動を亢進させる．この「枳実＋芍薬」が配合される方剤を四逆散を中心に例示すると次のようなものがあるが，覚えておくと各方剤の理解が深まり応用が利くようになる．

四逆散	枳実＋芍薬 ＋	柴胡，甘草
大柴胡湯	枳実＋芍薬 ＋	柴胡，黄芩，半夏，大黄，生姜，大棗
柴胡疎肝湯	枳実＋芍薬 ＋	柴胡，甘草，香附子，陳皮，川芎
	ストレスにより胸脇・腹などが脹るように痛む者に用いる	
排膿散及湯	枳実＋芍薬 ＋	甘草，桔梗，生姜，大棗
	膿瘍ができたとき，浸潤・硬結を消散させる	

49

第2部　漢方の基本病態と基本方剤

> 四逆散 の構成要素 ＝ 柴胡＋芍薬＋甘草

「柴胡＋芍薬＋甘草」が配合される理気剤

加味逍遥散
（かみしょうようさん）

●「加味逍遥散」とはどのような方剤なのか？

[構成生薬]
柴胡，芍薬，甘草，白朮，茯苓，当帰，薄荷，生姜，山梔子，牡丹皮

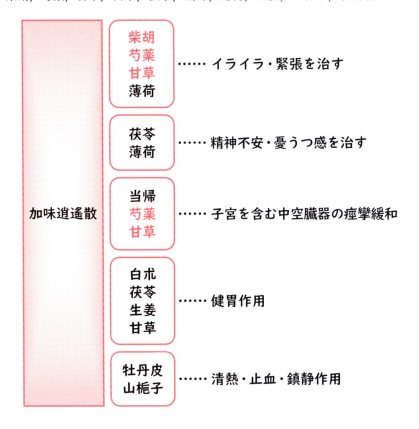

50

本方は，**四逆散**（柴胡・枳実・芍薬・甘草）と**四物湯**（地黄・当帰・芍薬・川芎）の合方加減でもあり，のぼせや出血に適応するため川芎は除いている．

四逆散は心身症や神経症を改善し，**四物湯**は脳下垂体—卵巣の内分泌機能の失調による月経異常や心身の変調によく適応する．

柴胡・芍薬・薄荷はイライラ・緊張をほぐし，**茯苓・薄荷**は精神不安，憂うつ感を治す．**当帰・芍薬・甘草**は子宮を含めた中空臓器の痙攣を緩める．**白朮・茯苓・生姜・甘草**は健胃作用，**牡丹皮・山梔子**は清熱・止血作用，鎮静作用をもつ．

●「加味逍遙散」はどのような病態・疾患に効くのか？

精神的ストレスによる中空臓器の過緊張・攣縮や月経異常，月経前期や更年期の諸症状に適応し，月経前症候群，更年期障害，過敏性腸症候群，膀胱神経症などに有効である．

イライラ・緊張に効く
●「柴胡＋芍薬＋甘草」の組合せを覚えよう！

柴胡は自律神経支配領域の運動機能異常や，背部・胸脇部の筋緊張亢進による膨満感・違和感・凝り等を治す．

芍薬は平滑筋・骨格筋の痙攣や痙攣性疼痛を緩解し，**甘草**はこの作用を助ける．

またこの「**柴胡＋芍薬＋甘草**」の組合せは，自律神経の鎮静作用により女性の精神的ストレスによる月経不順，乳房腫脹やイライラ，緊張，不安，憂うつ，めまい，ふらつき，胸脇部の痛み等を治す．

この配合をもつ方剤を四逆散を中心として次項に例示した．覚えておくと各方剤の理解が深まり応用が利くようになるので参考にされたい．

51

第2部　漢方の基本病態と基本方剤

四逆散 しぎゃくさん	柴胡 + 芍薬 + 甘草	+	枳実 きじつ
柴胡疎肝湯 さいこそかんとう	柴胡 + 芍薬 + 甘草	+	枳実, 香附子, 陳皮, 川芎 きじつ こうぶし ちんぴ せんきゅう
加味逍遙散 かみしょうようさん	柴胡 + 芍薬 + 甘草	+	白朮, 茯苓, 当帰, 薄荷, びゃくじゅつ ぶくりょう とうき はっか 生姜, 山梔子, 牡丹皮 しょうきょう さんしし ぼたんぴ

柴胡桂枝湯 さいこけいしとう	柴胡 + 芍薬 + 甘草	+	黄芩, 半夏, 人参, 桂枝, おうごん はんげ にんじん けいし 生姜, 大棗 しょうきょう たいそう
	傷寒（感染症）の太陽・少陽病期， 心身症，月経絡みの婦人の心身の異常に用いる			

大柴胡湯 だいさいことう	柴胡 + 芍薬	+	枳実, 黄芩, 半夏, 大黄, きじつ おうごん はんげ だいおう 生姜, 大棗 しょうきょう たいそう

抑肝散加陳皮半夏 よくかんさんかちんぴはんげ	柴胡 + 甘草	+	釣藤鈎, 当帰, 川芎, 白朮, ちょうとうこう とうき せんきゅう びゃくじゅつ 茯苓, 陳皮, 半夏 ぶくりょう ちんぴ はんげ
	「釣藤鈎」には中枢性の鎮静，鎮痙，催眠作用があ り，熱性痙攣や憤怒痙攣，てんかん，チック等痙攣 性疾患に用いる．また血圧降下作用もある．			

52

(2)「気滞」と「四逆散」／「気鬱」と「半夏厚朴湯」

四逆散 の構成要素 = 芍薬 + 甘草

「芍薬 + 甘草」が配合される理気剤
桂枝加芍薬湯
（けいしかしゃくやくとう）

● 「桂枝加芍薬湯」とはどのような方剤なのか？

[構成生薬]
芍薬, 甘草, 桂枝, 生姜, 大棗

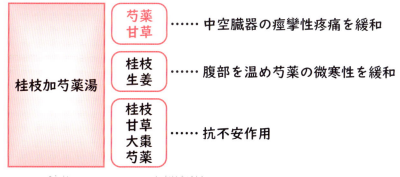

本方に**膠飴**を加えたものを**小建中湯**という．

　桂枝湯(桂枝, 芍薬, 大棗, 甘草, 生姜)の**芍薬**を増量したもので，腹満, 腹痛を目標とする．腹痛は消化管・胆管・尿管・膀胱・子宮などの中空臓器の痙攣による疼痛である．臓器腫大による持続痛や血管の拍動とともにズキンズキンとくる痛みとは異なり，その痛みの特徴は症状に波があり，強く痛むときと痛まないときとが交互にくる．ブスコパンを使うような痛みである．

● 「桂枝加芍薬湯」はどのような疾患に効くのか？

　反復性臍疝痛や痙攣性便秘, 過敏性腸症候群, 大腸カタルの裏急後重,

53

第2部　漢方の基本病態と基本方剤

しぶり腹，また手術後の狭窄による疼痛に有効である．

ここに注目！

「虚弱体質」の病態鑑別……四君子湯類と桂枝加芍薬湯類

*

四君子湯類の適応する消化管は無力的で弛緩し蠕動は低下したアトニー状態，即ち胃袋はのびたままで蠕動も少なく，消化管全体の運動も消化機能も衰えて食欲もなく，食べても痞え，食べた物が身にならない．体はだるく気力もなくなり四肢倦怠，すぐに眠くなる．気虚である．

*

これとは反対に桂枝加芍薬湯類の消化管は過敏で痙攣的，すなわちスパスティックである．胃の緊張は強く胃壁は伸展しにくいため，食べるとすぐ膨満感が起きて一度に多量に食べられない．そして蠕動亢進のため胃の内容物は早く通過しすぐに空腹になり少量ずつ頻回に食べる傾向となり，間食を好む．

小腸の蠕動亢進は早く，食物が消化吸収されない間に大腸まで送られる．そのため一般に発育が悪く，筋肉や脂肪などが少なく体力も弱い．大腸の攣縮は，痙攣性の便秘を招く．硬いときは兎糞状，軟らかい時は細くて快通しない．消化管の痙攣の強いときは，強さに強弱のある痙攣性の腹痛が起きる．

頻尿は回数が非常に多く，膀胱のスパスムスと関係があると考える．すべて気滞でありスパスティックである．

*

このように，補中益気湯などの四君子湯類と桂枝加芍薬湯類とでは，同じ「虚弱」といわれても，その質は全く異なるのである．

また機能性ディスペプシアにおいても気虚と気滞とがあるが，「これには六君子湯を用いる」というパターン化では，気虚には効果があっても気滞には効かない．病態鑑別が重要である．

(2)「気滞」と「四逆散」／「気鬱」と「半夏厚朴湯」

「芍薬甘草湯」の使い方

　近年，**芍薬甘草湯**はこむら返りに対して即効性が認知されているが，連用され過ぎているように思われる．本方は**甘草**の比率が高いため，長期服用には適さない．注意を要する．また**芍薬**は性がやや寒であるため，冷えのある者には温性薬の**桂枝・生姜**などを合わせる方が良い．熱による腹痛には**黄芩**，**黄柏**などを加える．

問診例（山本巖）
7歳男児．主訴：疲れ易い，体重減少．

「食が細いでしょう」……はい，ほんの少ししか食べません．

「偏食をしませんか」……ご飯をあまり食べず，好き嫌いがあります．

「おやつも，甘い物も好きでしょう」……はいそうです．

「水分を欲しがり，ジュースとか水分の多い果物を好むでしょう」……全くその通りです．

「小便の回数が多く度々するでしょう」……はい，道を歩いていると，少し行くとオシッコ，また少し行くとオシッコで，まるで犬の散歩のようです．

「性格も内気で，根気がなく，甘えん坊でしょう」……ほんとに，何をやってもあき易く，引っ込み思案で依頼心が強いのです．

「学校で先生から姿勢が悪いと注意を受けませんか」……それをいつも注意しているのですが．

「この子は，時々お腹を痛がるでしょう．その痛みも長い時間痛むのではなく，すぐにおさまるでしょう」……ヘエー．そんな事がどうしてわかるんですか．この子は度々腹痛をおこし，何度も小児科の先生に診てもらったのですが検査も異常なく，神経性の腹痛といわれ治療もせず放ってあります．

「トイレが長いでしょう」……はい時間がかかり，りきんでいます．

「便が細いでしょう」……細くて，ウサギの糞みたいな時があります．

経過：**小建中湯**エキスを3ヵ月服用して，元気になり腹痛もなくなった．

55

第2部　漢方の基本病態と基本方剤

症例❶……過敏性腸症候群の下痢型とガス型
（17歳女性，専門学校生）

　中学受験をし，有名私立中学に入学したが，通学は1時間かけて電車を一度乗り換える．この頃から下痢・ガス張りの症状が始まり，数件の病院治療も効なくむしろ症状は激しくなり，授業中も下痢やガスで我慢の限界を越えるため通学はできなくなった．

　勉強は好きで，今は通信制の専門学校生である．各駅のどのあたりのトイレがキレイかはすべて知っている．下痢は1日4〜6回．漢方薬も今まで五苓散や半夏瀉心湯，真武湯，平胃散，啓脾湯，参苓白朮散などを試したが少しは良い程度だったという．

　飛び散るような，ヒリつくような炎症性下痢やヒステリー型には甘草瀉心湯（エキスでは半夏瀉心湯に甘麦大棗湯を加える）などでよいが，過敏性腸症候群は主に腸の異常運動であり気滞である．多くは桂枝加芍薬湯をベースに，ストレスやイライラなどがあると四逆散を加える．冷えが強いと人参湯や大建中湯を加える．ガス型は大建中湯を加える．

　足やお腹の冷えが強く，**桂枝加芍薬湯合大建中湯**とした．2〜3日で効果を感じ，お腹が温かくて気持ちいいという．念のため3ヵ月服用し「もう完全に治ったみたいです」と満面の笑顔だった．

＊

　過敏性腸症候群には，便秘型，下痢型，下痢便秘交代型，ガス型があり，腹痛を伴うこともある．腸の運動異常であり，気滞である．ことに下痢型，ガス型で症状がひどいと日常生活に支障がある．中でも女子中学・高校生では授業中も我慢できないため退学を余儀なくされ，通信制学校にしたり受験も断念したりするなど深刻な人も見受けられる．

56

(2)「気滞」と「四逆散」／「気鬱」と「半夏厚朴湯」

症例❷ ……診断名「大うつ病」(52歳,女性)

　12年前の離婚の頃より，うつ症状が出て，手足の震えが起こり耳もおかしく聞こえなくなり2ヵ月入院．それ以来15種類の薬を服用している．何の意欲もなく，身体はしんどく起きるのも昼頃で，この10年来一度も笑顔を見ない．不安が強く心が落ち着かない，緊張すると手が震え上手くしゃべれなくなる．薬がないと寝られない．家事もすべて息子と娘が分担している．

　家族や親類の総勢7人で来られた．相談机に来る時はしずしずともいえるが，ヒジ・ヒザは伸びないで，まるでロボットのようにガチガチの歩き方であった．

*

　潜在的には気虚で補中益気湯または加味帰脾湯と考えたが，顕在的には身体の緊張も異常に強いため，理気・行気剤に駆瘀血剤を加えた．**柴胡加竜骨牡蛎湯**と**四逆散**，**半夏厚朴湯**，**通導散**とした．

　1週間後には「なんかちょっとイイ感じだね」と周りのみんなにいわれ，2週間後には身体の動きも柔らかくなり表情もおだやかになった．1ヵ月後「昨日の朝，突然お母さんが自分で起きて洗顔していました．またすぐにベッドに戻ったけれど，驚くやら嬉しいやらで日に日に改善しているのがハッキリわかります」と．

　3ヵ月後には2日に1度は家族と共に朝食を摂るようになり，娘と買い物にも行くようになり笑顔も出てきた．15種類の薬も徐々に少なくなり9種類になったという．

　ここから**柴胡加竜骨牡蛎湯**を**補中益気湯**に変えた（他は同じ）が，さらに元気になって来て，1年後には「一人でどこかにアパートを借りて自立したい」といって家族を困らせている．

*

57

第2部　漢方の基本病態と基本方剤

　20年以上も前になるが，第三医学研究会で某心療内科医に「うつ病の治し方」を教えて戴いた．

　『一般の心療内科医がうつ病を治せないのは，うつ病の認識をはっきり捉えていないからである．うつ病は英語で捉える方が理解しやすい．

　うつ病は「depression」である．「de」は低下，「pression」は圧力，すなわちうつ病は圧力の低下である．経済学でいうと不景気，気象学でいうと低気圧，また例えると空気の抜けた風船である．

　そこで35人のうつ病患者に補中益気湯を用いて，改善度合を点数化し，従来の西洋医学的治療成果と比べると補中益気湯グループの方がより良く改善したのである』と．

　卓見であった．

＊

　うつ病が「depression」で圧力の低下であり，しぼんだ風船であるならば，これには空気を入れてあげればよい．

　いわば「こころ」の病態が気虚であり，「こころ」の状態の緩み中気下陥にも升堤作用のある**補中益気湯**を用いる．気力の低下も改善し，やる気も出て，弛緩した表情にも張りがでて明るく元気になるのである．ただし気虚が単独で存在することは少ない．

　不安・心悸亢進には桂枝，甘草，牡蛎を加え，**ヒステリーや社会的不適応**には甘草・大棗を加え，**不眠・鎮静**には黄連，山梔子，茯苓，釣藤鈎，酸棗仁，牡蛎などを加える．

　実践では補中益気湯だけでなく**加味帰脾湯**を用いることもあり，香附子，枳実，芍薬，厚朴などの理気薬・行気薬を用いたいときにエキス剤では**香蘇散**，**四逆散**，**半夏厚朴湯**などを合わせる．

(3)「血虚」と「四物湯」

漢方の基本病態と基本方剤（3）
「血虚」と「四物湯」

p.14	気虚 （ききょ）	四君子湯 （しくんしとう）	人参 （にんじん）	白朮 （びゃくじゅつ）	茯苓 （ぶくりょう）	甘草 （かんぞう）	
p.36	気滞 （きたい）	四逆散 （しぎゃくさん）	柴胡 （さいこ）	枳実 （きじつ）	芍薬 （しゃくやく）	甘草 （かんぞう）	
	気鬱 （きうつ）	半夏厚朴湯 （はんげこうぼくとう）	半夏 （はんげ）	厚朴 （こうぼく）	生姜 （しょうきょう）	茯苓 （ぶくりょう）	蘇葉 （そよう）
▶	血虚 （けっきょ）	四物湯 （しもつとう）	地黄 （じおう）	当帰 （とうき）	芍薬 （しゃくやく）	川芎 （せんきゅう）	
p.77	瘀血 （おけつ）	桂枝茯苓丸 （けいしぶくりょうがん）	桂枝 （けいし）	茯苓 （ぶくりょう）	牡丹皮 （ぼたんぴ）	桃仁 （とうにん）	芍薬 （しゃくやく）
p.95	水湿 （すいしつ）	四苓散 （しれいさん）	白朮 （びゃくじゅつ）	茯苓 （ぶくりょう）	沢瀉 （たくしゃ）	猪苓 （ちょれい）	
p.116	裏寒 （りかん）	人参湯 （にんじんとう）	人参 （にんじん）	乾姜 （かんきょう）	甘草 （かんぞう）	白朮 （びゃくじゅつ）	
p.135	実熱 （じつねつ）	黄連解毒湯 （おうれんげどくとう）	黄連 （おうれん）	黄芩 （おうごん）	黄柏 （おうばく）	山梔子 （さんしし）	

59

第2部　漢方の基本病態と基本方剤

●「血虚」とはどのような病態なのか？

　「気虚」の基本方剤が**四君子湯**なら，「血虚」の基本方剤は**四物湯**である．現代の漢方書には，「気」と「血」の関係を次のようにすっきりと記述され理解しやすい．「血」は物であり物質的基礎を意味し，「気」は機能であり働きを意味する．健康とは「気血」の調和のとれた状態である，と．

　しかし現実には「気」と「血」は対比ではなく，また「気虚」と「血虚」に境目もなく，お互いに移行し合い，ときに一緒になって症状が出てくることもある．だから「血虚」を一言で表現するのは難しい．

　なるほど「気虚」に四君子湯類を使うと正確に効果を得ることができる．ところが「血虚」に四物湯類を使っても必ずしも有効とは限らない．

　四物湯は重要な基本処方の一つであるが，「血虚」についてはかなり誤解が多く，中医学でも「血」を現代医学の「血液」として解釈する傾向がある．しかしこの解釈では不都合も生じ，応用も効かなくなってしまう．

> 　「血虚」は血が足りないとか物質的基礎が足りないということよりも，非常にさまざまな病態を含み，脳下垂体をはじめ卵巣，その他種々の内分泌系および自律神経系の失調などを指している．

四物湯の歴史的変遷

　そのルーツをたどると『金匱要略』(219年) に記されている**芎帰膠艾湯**という方剤がある．芎帰膠艾湯の構成生薬は地黄・当帰・芍薬・川芎の四物湯に，甘草・艾葉・阿膠を加えたものである．一般に婦人の性器出血に用いる．また流産や早産の後，特に妊娠中の性器出血，切迫流産の危険があるときに適応する．

　本方の地黄・芍薬・阿膠・艾葉は止血剤であり，阿膠・艾葉のない四物湯でも止血作用があり，出血の強いときには芎帰膠艾湯を使う．

60

(3)「血虚」と「四物湯」

　また阿膠で止血作用の強いのは褐色の汚いのが良くて，きれいなゼラチンは作用が弱い．したがってゼラチンの入った芎帰膠艾湯のエキスなどは阿膠・艾葉を除いた四物湯とその効果に大差はない．

　時は流れ，**四物湯**が初めて記載されたのは『和剤局方』(1151 年) である．性器出血に芎帰膠艾湯を用いているうちに月経調整作用が確認され，四物湯として月経異常に使用されている．そしてさらにその後，内分泌・自律神経系の失調にも効果のあることが分かり広く応用されてきた．

　四物湯ははじめ止血剤であり，時代を経て産科・婦人科の聖薬となり，次に男女を問わず内分泌系・自律神経系の異常に有効なため利用されるようになった．

歴史的変遷からみた四物湯の適応

止血剤

↓

産科・婦人科の聖薬

↓

男女問わず内分泌系・自律神経系異常の治療薬

血虚の特徴

❶……気虚を伴っていない限り元気であり消化吸収機能は良くよく食べられる．しかし新陳代謝が亢進していて同化作用より異化作用が強いため，「七儲の八使い」のように食べても食べても太れない．

❷……体内の水分も少なく体は痩せ，筋肉も痩せ細り爪も弱い．舌は細くしまり乾燥している．尿量も少なく大便の量も少ない．

❸……皮脂の分泌の悪いものも血虚である．皮膚はくすんだ色でツヤが無く，痩せてカサカサしてシワがあり，皮下脂肪が少ない．

❹……血虚を貧血と解釈するのは誤りである．出血して貧血になれば蒼白くなり，血漿タンパクは減少し浮腫を生じむしろ水分が多く気虚となる．血虚の乾燥（枯燥）とは反対になる．

●「四物湯」とはどのような方剤なのか？

[構成生薬]
地黄, 当帰, 芍薬, 川芎

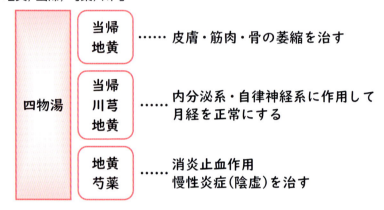

血虚の病態は非常に多彩で複雑であるが，四物湯を理解することが血虚を理解することになり，自在に使いこなすことができるようになる．

補血作用により皮脂腺・汗腺，毛髪・爪・骨また褥瘡など肉芽の増殖が悪く，治りにくい場合でも栄養の不足を補い治癒を促進する．

脊柱および軟骨・筋肉・結合組織などの支持組織が老化して筋肉痛，運動障害，こわばり，動作の鈍りと関節の変形，骨粗鬆症，浮腫，水腫，腰痛などが起きる者に，四物湯加減を用いる．

●「四物湯」を処方するポイントは？

四物湯は単独で使うことはなく，合方・加減方として様々な病態に頻用される．また四物湯の中の二味，三味を取り入れている処方も，四物湯の方意があると考えて欲しい．

（3）「血虚」と「四物湯」

●「四物湯」はどのような疾患に応用されるのか？

四物湯は婦人の自律神経系・内分泌系の異常による月経異常，無月経，月経痛，過多月経，妊娠中の出血，機能性子宮出血，切迫流産などに応用する．

四物湯は骨髄での幹細胞の造血作用がある．貧血症や白血球減少症の者は気虚を伴うことが多いので**十全大補湯**（四君子湯＋四物湯＋黄耆・肉桂）として用いる．また視力障害，聴覚の異常にも用いられる．

四物湯加減の**芎帰調血飲第一加減**は，産後の様々な症状の予防・治療に，また寒証の駆瘀血剤として多用される．

四物湯には止血作用があり，外傷性の出血や胃・十二指腸潰瘍の出血，吐血，喀血，鼻出血，血尿，痔出血などにも効果がある．静脈性の出血を止める．

また熱病で**黄連解毒湯**を用いる状況でも，陰虚の者や慢性化した場合は，四物湯を合方した**温清飲**や**竜胆瀉肝湯**（一貫堂）を用いる．

●「四物湯」に代わる西洋薬はないのか？

西洋薬には四物湯のような働きを持つ薬は見当たらない．

子宮内膜症では，西洋医学はホルモン剤によって閉経状態または妊娠状態にしておく．漢方では体内に残存する子宮内膜を，積極的に出血として出しつつ，癒着を薄紙を剝すように排除していくために硬直した子宮などを柔らかにし出産を可能にする．同時に骨盤内の血流を良くし温めてほぐせば激しい月経痛にも著効を得る．

また眼底出血の場合に止血は簡単でも，出血斑を吸収できないと視力は回復しない．西洋医学では自然に吸収されるのを待つしかないが，漢方では駆瘀血剤と共に当帰・川芎などの活血剤を配して，出血斑の吸収や炎症性滲出物を血中へ吸収させて視力回復を図る．この働きは脳出血でも，また交通事故のムチウチ後遺症についても同様である．

63

生薬を学ぼう！

当帰（温性）
主作用＝血行促進，月経調整，子宮筋攣縮の緩和

セリ科の根．子供ができないために実家に戻された嫁が，当帰を服用して妊娠できる元気な体になって，婚家に「当（まさ）に帰る」ことができた．病気のため子供ができず夫に浮気された嫁が，当帰を服用して元気にしか

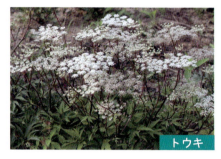
トウキ

も美しくなり，「夫，当（まさ）に帰る」ことになった，などの諸説がある．婦人病の代表薬である．

〔薬能〕

当帰は古来，婦人の聖薬とされ，血流を良くし子宮の発育を促し，子宮筋の痙攣や収縮があればこれを弛緩させる．

局所作用だけでなく上位の神経系などに作用し，自律神経や内分泌系を介して作用する，と考える．月経不順，月経痛などを治す．

当帰を服むと下肢から温まり，男子より女子の方が良く効く．お腹を温め，四肢末梢に作用し動脈側の血行を良くし疼痛を軽減する．

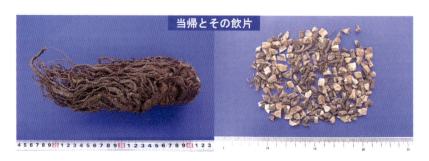
当帰とその飲片

(3)「血虚」と「四物湯」

小動脈の攣縮を緩和するため閉塞性血栓血管炎,糖尿病性壊疽などの疼痛に用いる(処方例=**当帰四逆湯**).

また打撲による内出血・腫脹・疼痛に駆瘀血薬を配して瘀血を除く.

血流を良くしてうっ血を除いて腫脹を除き膿を醸成し排膿を助ける.化膿性炎症,潰瘍の治療を促進する(処方例=**千金内托散**).

当帰の油分は腸内に水分を溜めて大便を軟らかくする(処方例=**潤腸湯**).

川芎(温性)

主作用=血行促進(特に上半身・頭部),子宮筋弛緩を収縮させる

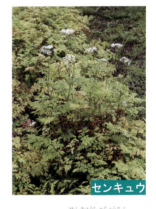

セリ科の根茎.もとの名は芎藭.四川省産が良品だったので四川芎藭からこの名になった.『日本薬局方』には日本基原しか適合しないため,最近は中国に苗を持ち込み育てたものを輸入している.

〔薬能〕

末梢の血管を拡張し四肢の血行を良くして,しびれ,麻痺,痛みを止める.腹中も温めるが腰から上を特に温め,ことに頭部の血流を良くするため,脳貧血や血管痙攣による頭痛を治す(処方例=**川芎茶調散**).

冠状動脈の血流を良くして狭心症の胸痛を治す(処方例=**冠心Ⅱ号方**).また精神的ストレスによる胸脇部の痛みに用いる(処方例=**疎肝湯**).

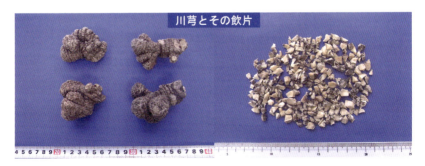

川芎とその飲片

当帰と同様に化膿症・潰瘍の治癒を促進する.

子宮に対しては当帰と反対に，弛緩するのを収縮するため，子宮出血ことに弛緩性の病態に用いると良い.

無月経，稀発月経に用いる.

難産，後産，産後の出血に用いて産後の子宮収縮を良くする.

出血過多に川芎は要注意！

川芎は過多月経や出血の多い者への使用は要注意である.

当帰・川芎を試飲してみた！（山本巌）

山本巌は個々の生薬を服用して一つ一つを検証していった.

「当帰と川芎を煎じて服むとどうなるか，講習会でやったんです. 私も服んだんですが，川芎はものすごくピリッと辛いんです. 当帰は甘くてピリッとするけれども，両方合わせるとちょうどいい甘さです. ウイスキーをいろいろ割ったように口当たりが非常に良くて，たくさん服んだんですわ. 服んだら頭にきてねえ. のぼせるというか顔はほてって目は赤くなるは，向こうを見たらボワーッとなってめまいがするんです. 講演をしていても何をしゃべっているか分からんですね.

川芎を単独で服むと脳の血管が拡張するためか，のぼせて顔が赤くなりめまいがする. 芍薬はこれに拮抗する. そこで，白芍薬を煎じて服むと，そのフワーッとくるのがすぐに止まるんですね」.

芍薬（微寒性）

芍薬の効能を大きく分けると，平滑筋・骨格筋の痙攣を緩める作用と，そして収斂作用がある（→詳細は p.44 の〔薬能〕を参照）.

妊娠などの腹痛・月経痛には桂枝を用いず，当帰・川芎を芍薬と配合するところに意義がある.

(3)「血虚」と「四物湯」

ここがポイント！

当帰・川芎・芍薬の組合せ

　子宮に対して**当帰**は痙攣や収縮があればこれを弛緩させ，反対に**川芎**は弛緩するのを収縮する．**芍薬**は筋肉の痙攣や強過ぎる緊張を緩める作用があるが，緩め過ぎることがなく，また**川芎・当帰**による血管拡張，頭痛，のぼせ，動揺感，回転性めまいなどの症状に対し血管を収縮して抑制する．したがって**当帰・川芎・芍薬**を組合せることが多く，様々な方剤に含まれる．

赤芍（せきしゃく）（微寒性）
主作用＝血行促進，駆瘀血，血熱を冷ます

　中国では，シャクヤクの根の皮付き乾燥品を**赤芍**，皮を去って湯通ししてから乾燥したものを**白芍**（びゃくしゃく）と区別している．一方日本の市場では，**芍薬**は栽培したシャクヤクの根の皮去り品で，**赤芍**は野生のシャクヤクの根で皮付きの品であり芍薬よりやや軽質となる．

　使い分けとしては，補薬として用いる場合や胃腸症状に対しては**白芍**，活血薬として用いる場合や腫れ物などの痛みには**赤芍**を使用する．

　汪昂曰く「白は補にして収，赤は瀉にして散」．

　山本巌は「白芍が豚なら，赤芍は猪みたいなもんだ」と記した．

白芍は補養薬中の補陰薬（ほいん）に分類され，**赤芍**は理血薬（りけつ）の行血薬（こうけつ）に分類する．

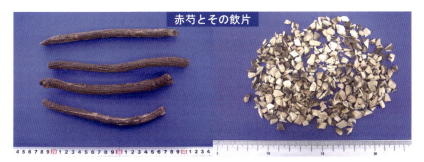
赤芍とその飲片

〔薬能〕

血熱を冷ます(清熱涼血という)作用があり血行を良くして瘀血を除く(活血化瘀という)作用が強く，月経閉止を通じる作用があり，打撲による瘀血の痛みを止める．うっ血や血行障害を除くため，知覚麻痺，しびれ感や疼痛を治す．血熱による鼻出血，吐血，子宮出血を止める．膿瘍の腫脹・疼痛にも用いる．また冠状動脈硬化症，狭心症に用いる(処方例＝**冠心Ⅱ号方**).

乾地黄（寒性）
主作用＝滋陰・消炎解熱・止血，緩下，強心

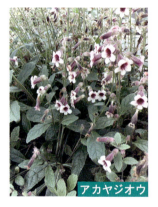

和名アカヤジオウ，ゴマノハグサ科の根．乾地黄はもともとガングロではなく美白だった．乾地黄の根断面は白，主成分のイリドイド配糖体が分解されて黒褐色になる．

〔薬能〕

解熱薬であり止血薬である．

熱中枢に作用するのではなく，細胞に作用して物質代謝やエネルギー代謝を落として発汗しないで解熱する．熱病で体の水分が欠乏して脱水状態のとき，細胞の物質代謝を抑制し熱産生を抑制して解熱させる．

甲状腺機能亢進，いわゆるバセドウ病下痢というのは止まらないが，この下痢は新陳代謝の亢進のため腸の蠕動運動が早くなって下痢をする．地

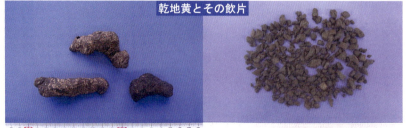

黄が腸の中に水分を貯えて便を軟らかくするにも拘らず，新陳代謝の亢進を抑えるため，むしろ下痢は止まるのである．

消炎止血作用があり血熱の出血に用いて，血管透過性を抑制し血液凝固作用を促進する．胃潰瘍の出血，吐血，喀血に用いる．

月経異常，不正性器出血，流産を防ぎ，糖尿病，バセドウ病などにも用いる．これらには自律神経系・内分泌系機能の調整効果もある．

地黄には弱いが強心作用があり，肺水腫，うっ血性心不全に用いる．

熟地黄（微寒性）
主作用＝補血・滋陰，緩下，強心

地黄の根を乾燥し酒に浸けて蒸してつくる．この加工により，消炎解熱作用や止血作用は少なくなり滋陰作用が強くなる．

乾地黄（生地黄・鮮地黄）は解熱消炎の薬物に分類される清熱涼血薬，**熟地黄**は補養薬（補血薬）として滋養強壮薬に分類されている．同じ植物だが，加工（修治）法によってその作用が異なる．

〔薬能〕

栄養を補い老化を防ぐ．長患いや老化で痩せた筋肉を太らせ骨を丈夫にし足腰を補強し，視力減退や皮膚の萎縮などを改善する．

また神経の反射機能を良くし，膀胱の機能を良くする（処方例＝**八味丸**）．

自律神経・内分泌の調整に働き，下垂体─卵巣系ホルモン失調による月経不順や不正性器出血を治す（処方例＝**四物湯**）．

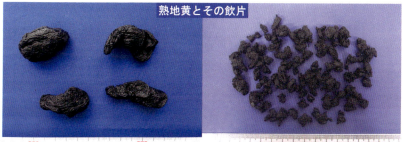
熟地黄とその飲片

第2部　漢方の基本病態と基本方剤

脱水を防ぎ体内を潤して口渇を除く．腸燥便秘にも用いる．
弱いが強心作用がある．

ここに注目！

「地黄は胃に悪い？」

　一般に地黄は胃に悪いと考えている者が多いが，血虚の者にとって
地黄はこの上ない胃薬である．胃を丈夫にし，皮膚は潤いツヤも良く
なり色も白くする．例えば干からびた草花に水をやるが如く太ってき
て体重も増える．

　したがって一概に地黄は胃の悪い者には良くないというのは誤りで
ある．ただし気虚，陽虚の者に対しては食欲をなくし下痢を起こし，
体を冷やして良くない．胃障害を起こす場合やその防止には**黄柏**や**呉
茱萸**を併用する．

六味丸には乾地黄，八味丸には熟地黄が理に適う

　乾地黄は滋陰の働きのほかに熱即ち虚熱を除くが，熟地黄にはこの
清熱の働きがない．陰虚による虚熱の強い場合に用いる六味丸には乾
地黄が似合う．陽虚による虚寒に清熱はいらない．したがって八味丸
は熟地黄を用いるべきであり，八味丸の製剤には熟地黄を推める．

(3)「血虚」と「四物湯」

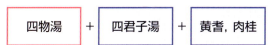

　四物湯の配合された漢方方剤は多い．その主なものを以下に簡単に紹介しておく．各々の方剤の詳細については山本巌関連書籍を参照願いたい．

十全大補湯
（じゅうぜんだいほとう）

[構成生薬]

当帰, 川芎, 地黄, 芍薬, 人参, 白朮, 茯苓, 甘草, 黄耆, 肉桂

● 補中益気湯を使う目的で，さらに痩せて枯れて冷えやすい者に用いる．

| 四物湯 | ＋ | 四君子湯 | ＋ | 黄耆, 肉桂 |

独活寄生湯
（どっかつきせいとう）

[構成生薬]

当帰, 川芎, 地黄, 芍薬, 人参, 茯苓, 甘草, 生姜, 独活, 防風, 秦艽, 細辛, 桂枝, 桑寄生, 杜仲, 牛膝

● 中年以降の湿・水滞があり冷える者の腰痛，変形性関節炎，骨粗鬆症などに用いる．

| 四物湯 | ＋ | 四君子湯去白朮 | ＋ | 生姜, 独活, 防風, 秦艽, 細辛, 桂枝, 桑寄生, 杜仲, 牛膝 |

大防風湯
（だいぼうふうとう）

[構成生薬]

当帰, 川芎, 地黄, 芍薬, 人参, 白朮, 甘草, 生姜, 大棗, 黄耆, 防風, 羌活, 附子, 牛膝, 杜仲

● 炎症ではなく，栄養失調（気血両虚）による運動麻痺に用いる．

| 四物湯 | ＋ | 四君子湯去茯苓 | ＋ | 生姜, 大棗, 黄耆, 防風, 羌活, 附子, 牛膝, 杜仲 |

71

第2部　漢方の基本病態と基本方剤

温清飲
（うんせいいん）

[構成生薬]

当帰, 川芎, 地黄, 芍薬, 黄連, 黄芩, 黄柏, 山梔子

●慢性炎症性疾患の基本方剤として用いる．神経症や皮膚の慢性炎症に伴う乾燥性病変，または慢性出血性疾患に用いる．

●静脈性の出血は凝固系に作用する**四物湯**，炎症や動脈性の出血は血管収縮により止血する**黄連解毒湯**．気虚の**四君子湯**で初めて止血することもある．ストレス性潰瘍の出血には理気剤を配合する．うっ血による出血には活血・駆瘀血薬を加えるか，**桂枝茯苓丸**などを合方する．

四物湯	+	黄連解毒湯

清熱補血湯
（せいねつ ほ けつとう）

[構成生薬]

当帰, 川芎, 地黄, 芍薬, 麦門冬, 玄参, 知母, 黄柏, 柴胡, 牡丹皮, 五味子

●慢性炎症性疾患により治りにくい口舌の潰瘍，びらんなどに用いる．

四物湯	+	麦門冬, 玄参, 知母, 黄柏, 柴胡, 牡丹皮, 五味子

当帰飲子
（とう き いんし）

[構成生薬]

当帰, 川芎, 地黄, 芍薬, 蒺莉子, 防風, 荊芥, 何首烏, 黄耆, 甘草

●肌が乾燥して痒みのある皮膚疾患，老人性乾皮症に適応する．

四物湯	+	蒺莉子, 防風, 荊芥, 何首烏, 黄耆, 甘草

(3)「血虚」と「四物湯」

疎経活血湯
そけいかっけつとう

[構成生薬]

当帰, 川芎, 地黄, 芍薬, 羌活, 茯苓, 蒼朮, 桃仁, 牛膝, 防已, 陳皮, 白芷, 竜胆, 威霊仙, 防風, 甘草, 生姜

●適応病態は血虚・瘀血・水湿・痛みであり, 慢性化した四肢や軀幹の筋肉痛・神経痛, ムチウチ症, 術後, 打撲外傷など組織の挫滅・損傷を伴った慢性期に用いる.

| 四物湯 | + | 羌活, 茯苓, 蒼朮, 桃仁, 牛膝, 防已, 陳皮, 白芷,
竜胆, 威霊仙, 防風, 甘草, 生姜 |

当帰芍薬散
とうきしゃくやくさん

[構成生薬]

当帰, 川芎, 芍薬, 茯苓, 白朮, 沢瀉

●月経痛, 不妊症, 流産予防, 水滞による冷え症や浮腫に用いる.

| 四物湯去地黄 | + | 四苓散去猪苓 |

温経湯
うんけいとう

[構成生薬]

当帰, 川芎, 芍薬, 麦門冬, 半夏, 甘草, 桂枝, 人参, 牡丹皮, 生姜, 呉茱萸, 阿膠

●寒証の月経不順や不妊症に用いる.

| 四物湯去地黄 | + | 麦門冬, 半夏, 甘草, 桂枝, 人参, 牡丹皮, 生姜,
呉茱萸, 阿膠 |

73

「陽虚と陰虚」
〜気は陽に属し，血は陰に属す〜

　古来，**陰陽**という概念がある．そして「**陰虚**と**陽虚**は分かりにくい」といわれる．

　陰陽とは中国の自然哲学の二元論であり，森羅万象の性質を分ける対立概念である．人体においては，**陰**と**陽**とのバランスの偏りが重要であり，例えば**陰が50％**，**陽が50％**であればバランスがとれている．

＊

　陰陽が**血**と**気**を意味するときは，**血**は**陰**に属し，**気**は**陽**に属す．**気**は**陽**であるから，**気虚**は**陽虚**に含まれる．**陽**は**熱**であり**火**であるから，**陽**が虚すとバランスが崩れて，**熱**である**陽**が少なくなるため**寒**の症状が現れる．例えば**陰が50％**，**陽が20％**の状態．したがって「**陽虚**」とは**気虚**に**寒**の症状が加わった状態である．

　血は**陰**であるから，**血虚**は**陰虚**に含まれる．**陰**は**寒**であり**水**であるから，**陰**が虚すとバランスが崩れて，**寒**である**陰**が少なくなるため**熱**の症状が現れる．例えば**陰が20％**，**陽が50％**の状態．したがって「**陰虚**」とは**血虚**に**熱**の症状が加わった状態である．

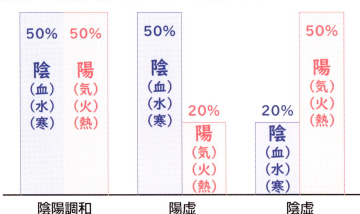

そして，もともと気虚が亢じると冷えやすく，血虚が亢じると熱症を起こしやすい．そこで，**気虚に寒**の症状が加わると**陽虚**と呼び，**血虚に熱**の症状が加わると**陰虚**と呼ぶようになった．

ここに注意！

日本漢方の「陽虚」と「陰虚」は意味が違う

日本漢方では，『傷寒論』の病気の時期（三陰三陽・六病位という）を意味する狭義の陰陽の概念を使うため，「陽虚」は陽病（熱性の病態で病気の時期により太陽病・陽明病・少陽病に分かれる）で虚証（体力不足），「陰虚」は陰病（寒性の病態で病気の時期により太陰病・少陰病・厥陰病に分かれる）で虚証（体力不足）という意味で使われており，その概念はまったく異なるので初学者は注意されたい．

症例……月経前症候群（PMS）のイライラ型
（34歳，女性）

血虚の病態はとにかく多彩であり，血虚の基本方剤である**四物湯**は広範囲に応用している．本方は千年に及ぶ歴史の中で有効な病態が確認されていて，婦人の性器出血，月経異常に有効であり，さらには内分泌系・自律神経系にも使われている．

内分泌系・自律神経系といっても**四物湯**は，月経不順，出血，妊娠などに異常がある場合でも感情ぬきのときに使う．

そこに感情的なものが絡むと，**四物湯合四逆散**の加減である**加味逍遙散**などを用いる．**加味逍遙散**にさらに**四物湯**を合方することもある．

第2部　漢方の基本病態と基本方剤

洗いものなどの直接刺激がなくても発生する手湿疹・主婦湿疹などは，内分泌系の異常と考えてこの合方が有効であり，炎症が強ければさらに**黄連解毒湯**を加えて，**加味逍遙散合温清飲**として用いる．月経前の高温期に多発するニキビにも確かに効く．

　月経前症候群（PMS）のイライラ型も内分泌系・自律神経系と考え，本方が奏功する．自分でも理不尽だと分かっていても無性に腹が立ち，物を投げる，蹴る，怒鳴る，過激なケースでは二重三重の布団にだが，幼児を投げつける婦人もいた．その後は自己嫌悪に陥り毎日泣き暮らしているという．このような者にもよく効くため内分泌系・自律神経系の調整作用があると考える．

＊

　この症例では**加味逍遙散合温清飲**とした．

　1ヵ月後に家族で来た時に，本人は「あまり効いているとは思えない」というが，やはり効いているのだろう一緒に来た家族はニッコニコの笑顔である．このパターンはよくあるが，面白い現象である．さすがに2ヵ月後になると本人も「お陰さまで効いています」と．

　また「自分をコントロールできるようになった」という素直でない女性も過去にいた．

(4)「瘀血」と「桂枝茯苓丸」

漢方の基本病態と基本方剤(4)
「瘀血」と「桂枝茯苓丸」

p.14	気虚（ききょ）	四君子湯（しくんしとう）	人参（にんじん）	白朮（びゃくじゅつ）	茯苓（ぶくりょう）	甘草（かんぞう）	
p.36	気滞（きたい）	四逆散（しぎゃくさん）	柴胡（さいこ）	枳実（きじつ）	芍薬（しゃくやく）	甘草（かんぞう）	
	気鬱（きうつ）	半夏厚朴湯（はんげこうぼくとう）	半夏（はんげ）	厚朴（こうぼく）	生姜（しょうきょう）	茯苓（ぶくりょう）	蘇葉（そよう）
p.59	血虚（けっきょ）	四物湯（しもつとう）	地黄（じおう）	当帰（とうき）	芍薬（しゃくやく）	川芎（せんきゅう）	
▶	瘀血（おけつ）	桂枝茯苓丸（けいしぶくりょうがん）	桂枝（けいし）	茯苓（ぶくりょう）	牡丹皮（ぼたんぴ）	桃仁（とうにん）	芍薬（しゃくやく）
p.95	水湿（すいしつ）	四苓散（しれいさん）	白朮（びゃくじゅつ）	茯苓（ぶくりょう）	沢瀉（たくしゃ）	猪苓（ちょれい）	
p.116	裏寒（りかん）	人参湯（にんじんとう）	人参（にんじん）	乾姜（かんきょう）	甘草（かんぞう）	白朮（びゃくじゅつ）	
p.135	実熱（じつねつ）	黄連解毒湯（おうれんげどくとう）	黄連（おうれん）	黄芩（おうごん）	黄柏（おうばく）	山梔子（さんしし）	

77

第2部　漢方の基本病態と基本方剤

●「瘀血」とはどのような病態なのか？

　瘀血を改善する漢方薬を駆瘀血剤といい，これを長く服用していると，肌はきれいになり肘・膝・踵などはツルツルである．強皮症も良くなり水虫まで治ってしまう者がいる．

　これは血液の浄化だけではなく，血管外の体細胞の隙間を通じて行われる水分・ガス交換，栄養分・老廃物の運搬をスムーズにし，本来もって生まれた自然治癒力までも呼び起こすものと考えられる．

> ●「瘀血の病態は，現在の医学レベルからみれば決して単一のものではなく，非常に複雑である．一般的には主に静脈系の鬱血に基づいて，全身的あるいは局所的な循環障害を基礎として，その上に発生した病変とみられる．しかし瘀血の病態はもっと広いものであろう．現時点では臨床的仮説として，瘀血とは駆瘀血剤を用いて良くなる病態と定義してその病態を明確にしていくのがよいのではないか」
>
> ●その上で「瘀血とは駆瘀血剤を与えると改善される病態である」
>
> ●「治らない病は瘀血を考えよ．難治性の病，慢性疾患のほとんど総てに瘀血が咬んでからみあっている．ことに女性は瘀血の存在に注意せよ．だが，瘀血が単独に存在することは少ない」
>
> （山本巖）

●なぜ「瘀血」になる？

　打ち身・打撲・外傷などによる内出血，手術，熱病，慢性炎症性疾患，

婦人の月経異常，出産，異常分娩などの内分泌系の失調，脳の循環・代謝障害，ストレスによる血管運動系の障害などが考えられる．また生活習慣病やステロイドなどの長期使用も瘀血を作る．

瘀血のために血虚，気滞，水滞が生まれ，また瘀血が瘀血をつくり出す．そして駆瘀血剤には理気薬・補血薬・利水薬を配合または合方する．

●「瘀血」の主要症状─その病態の推論

●……瘀血による疼痛は，鎮痛薬が効きにくく，刺痛や絞痛感で固定性であり移動しない．これは静脈系のうっ血による組織の緊張や，低酸素・栄養不良・代謝異常などによって生じる．

●……瘀血による症状は，昼は軽く夜間に増強する傾向がある．夜間には心拍出量が低下し筋肉のポンプ作用が減少するため，静脈系のうっ血によって症状が強まりやすい．

●……瘀血による出血は，静脈性の出血であるため血液の色は紫黒色で汚い．凝血やワカメのようなものが突然多量に出ることもある．断続的・持続的であり止血薬の効かないものが多い．痔出血，食道静脈瘤なども静脈からの出血であり，これらは微小血管の閉塞や，それに伴う血液透過性の増大，局所のうっ血によって生じる．

●……うっ血肝，肺のうっ血，および心不全による臓器のうっ血腫大，静脈瘤症候群，強皮症，ケロイド，癒着，子宮筋腫，肉腫などの腫瘤や線維化は器官内のうっ血や出血，結合織の代謝障害などが原因と考えられる．

●……月経異常や不正性器出血

自律神経系・内分泌系の失調，骨盤内うっ血，子宮うっ血，子宮や付属器への循環不全と栄養障害，卵巣の癒着や内膜の肥厚，子宮筋腫，子宮内膜症，骨盤内炎症や血腫などの局所的な原因，あるいはその上に発生した病変と考えられる．

第2部　漢方の基本病態と基本方剤

「瘀血」の自覚症状とは？

　口乾，口燥，頭重，頭痛，眩暈，麻痺，しびれ，寒熱の症状（冷えのぼせ），精神異常，健忘，幻覚，うつ状態，腹部膨満感などがある．

「瘀血」の他覚症状とは？

●……顔面暗色，皮膚は乾燥して粗造，光沢がない．小血管が拡張していることがあり，うっ血，皮下の内出血，細絡，静脈瘤，爪甲の紫紅色，口唇・舌質は紫色をして，紫斑点がある．

●……大便が黒っぽく排尿量の多いときは瘀血である．脈は渋を標準とする．

●……腹証は諸説一定せず，少腹急結，臍傍部圧痛などの腹証がなくても有効であることが多く，腹証に捉われ過ぎると応用が利かなくなりかねない．

●駆瘀血剤に代わる西洋薬はないのか？

　瘀血という病態認識と駆瘀血という治療法は，現代医学で難治とされる疾患にもよく奏功するため非常に重要である．

　しかし，西洋医学では瘀血を改善する駆瘀血剤を持たないため，新薬の開発でさえも副作用の強い対症療法からは抜け出せていない．

　採血時には赤黒い静脈血が見えるが，時にどす黒い血液の人もいる．その人が駆瘀血剤を3ヵ月も服用していくと，体調が良くなると共にどす黒い血液の色に赤味が差してくる．また赤血球の変形能も良くするため，自分より細い毛細血管もスルリと流れるようになる．これらは血液が浄化された結果だと推測するが，西洋薬にはこのような働きはない．

　また駆瘀血剤によって，癒着も薄紙を剥がすように改善される．ファイブローシス（線維化）も改善するため強皮症の硬化した皮膚も軟化し，重症のアトピーで象の皮のように分厚くなった皮膚が薄くなり柔らかくなる．

　また非代償性肝硬変での食道静脈瘤や門脈圧亢進に対して，西洋薬では使えるものがない．西洋薬の止血薬は血流を悪くする，また血流改善薬は出血時には止まらなくなるからである．漢方薬には血流を良くしながら出血の時にはこれを止血する生薬や方剤がある．

80

●「桂枝茯苓丸」とはどのような方剤なのか？

[構成生薬]

桂枝, 茯苓, 牡丹皮, 桃仁, 芍薬

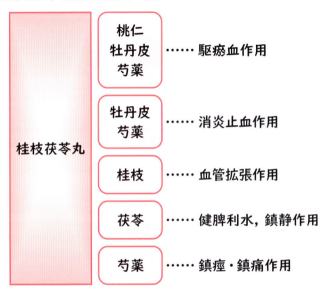

　桃仁・牡丹皮・芍薬などの駆瘀血薬が主薬であり，特に牡丹皮は消炎止血作用がある．桂枝の血管拡張作用が駆瘀血作用を助け，茯苓は健胃利水，鎮静作用がある．芍薬は鎮痙・鎮痛作用があり腹痛・筋肉痛を治す．駆瘀血剤の基本方剤であり，冷えのぼせ症で顔は赤く，頭痛，肩こり，めまい，下腹部が脹り腹痛のある者に用いる．

●「桂枝茯苓丸」はどのような病態・疾患に効くのか？

　内出血や血腫を吸収し，静脈のうっ血による病変や結合組織の増殖（ファイブローシス）を伴う疾患を治す．月経異常や外傷・挫傷による内出血，手術・脳卒中等に伴う後遺症などに有効である．

第2部　漢方の基本病態と基本方剤

生薬を学ぼう！

桃仁（とうにん）（平性）
主作用＝活血・駆瘀血，潤腸

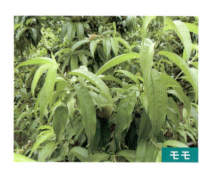
モモ

　和名モモ，バラ科の種子．浴用に桃の葉を使う．類似の杏仁とは刻む前であれば，皺が浅く楕円形（杏仁はハート型）で簡単に判別ができるが，刻むと判別が困難となる．杏仁に比べ油分が高い桃仁は，油を吸収する紙で切片を包み，潰すと紙に引っ付くことで判別できる．

〔薬能〕

　活血・駆瘀血の代表的な生薬である．活血（血流を良くして鬱血を除く）のほかに，瀉血によって鬱血を除くような破血作用がある．

　打撲・挫傷・捻挫・内出血による疼痛に対しては，桃仁のほかに**紅花・赤芍・蘇木**なども内出血を吸収し，**当帰・川芎・桂枝・桑枝**などは血管を拡張して血行を良くし出血の吸収を速やかにする．

　芒硝・大黄を加えると，胆汁または大腸から吸収した内出血や，組織の挫滅による腫脹物質（瘀血）の排出を促すと考えられる．血便や性器出血

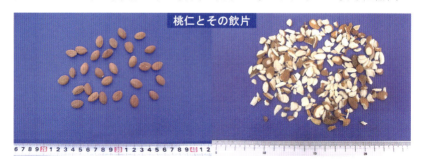
桃仁とその飲片

82

(4)「瘀血」と「桂枝茯苓丸」

時にワカメ様の血が出ることもあり症状が好転する.

月経閉止や過少月経,月経痛に用いる.

肛門周囲膿瘍,前立腺炎,骨盤腹膜炎などは化膿性炎症と考えて,**冬瓜子・牡丹皮・薏苡仁・大黄・芒硝**などの消炎薬を加える.

また油成分を含有するため腸を潤して便通によい.

精神異常で排尿量の多い者に対しては**大黄**を配して瀉下して治す.

桃仁はこんなときには不適応!

桃仁は妊娠中には禁忌である.

牡丹皮(微寒性)
主作用=活血・駆瘀血,抗炎症解熱(血熱を冷ます)

ボタン科の根皮.花が美しいため「百花の王」と讃えられる.根皮部と根木部とでは含有成分が明らかに異なるため芯を抜く.昔は芯抜きを歯で噛んでひっぱり,歯がグラグラになる人が多かった.

〔薬能〕

活血・駆瘀血の主薬であり,抗炎症解熱作用がある.血熱を冷ます清熱涼血薬に分類される**乾地黄**とともに陰虚の熱に用いる.**黄柏**よりも作用が強力である.

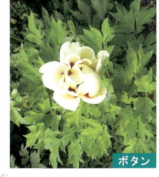
ボタン

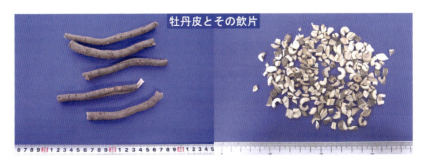
牡丹皮とその飲片

第2部 漢方の基本病態と基本方剤

慢性に経過し，手足のほてりなどの陰虚の熱，午後に高くなる発熱，体の内部，骨から蒸し立てられるように熱くなり（骨蒸潮熱という）汗の出ない場合に用いる．

局所の炎症では充血や腫脹のあるときに，炎症性の腫脹を冷やして腫れ痛みを引かせる．皮膚化膿症などの化膿性炎症にも用いる．

閉経や打撲・捻挫による内出血，鬱血や痛みを活血・駆瘀血を促して治す．

炎症性の出血，熱病の出血斑・吐血・眼底出血・鼻出血などには動脈を収縮して充血を抑え止血する．同時に静脈性の鬱血も除く．

牡丹皮と赤芍の違いは？

牡丹皮と**赤芍**は共に苦味寒性で，血熱を冷まし，活血・駆瘀血作用のある薬物であるが，**赤芍**は活血・駆瘀血の力が強く，**牡丹皮**は血熱を冷ます力が強い．

牡丹皮と桂枝の違いは？

牡丹皮と**桂枝**は共によく血脈中の瘀滞を通じて腫脹を除くが，**牡丹皮**は熱性の瘀（炎症性の腫脹）を冷やすことでその腫痛を引かせるのに対し，**桂枝**は寒性の瘀（寒性の腫脹）を温めることでその腫痛を引かせる．例えると前者は赤く腫れた者への冷湿布，後者は温湿布である．**桂枝**は動脈を拡張して血行を良くし，**牡丹皮**は動脈を収縮して充血を抑えつつ静脈の血行を良くし鬱血を去るのである．

Coffee Break

"立てば芍薬，座れば牡丹，歩く姿は百合の花"

佳人の所作を美しい花に喩えた風情のある表現である．

芍薬が真っすぐ伸びた茎の先端に美しい花をつけるのに対し，牡丹は枝分かれしやすく横に伸びた枝に花が咲くことにちなむ．

そして百合の花は，風で揺れる姿を美人の歩く姿に喩えたものといわれている．

84

(4)「瘀血」と「桂枝茯苓丸」

●駆瘀血薬は他にどんなものがある？

　駆瘀血薬はその作用の特徴により**活血薬・化瘀薬・破血薬**に分類される．駆瘀血薬には既述したものを含めて次のようなものがある．

●**活血薬**……**動脈の血管を拡張して血流を良くして瘀血を除く薬**

活血薬	温性	当帰, 川芎, 延胡索, 鶏血藤など
	涼性	赤芍, 益母草, 丹参など

●**化瘀薬**……**静脈系の血流を改善して瘀血を除く薬**

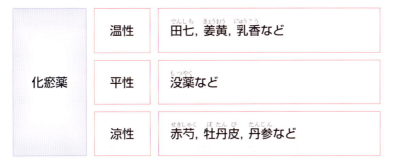

●**破血薬**……**内出血を吸収して瘀血を除く薬**

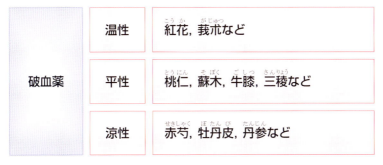

第2部　漢方の基本病態と基本方剤

瘀血の代表方剤①

寒証タイプに適応する駆瘀血剤
芎帰調血飲第一加減

●「芎帰調血飲第一加減」とはどのような方剤なのか?

[構成生薬]

当帰, 川芎, 芍薬, 地黄, 白朮, 茯苓, 陳皮, 烏薬, 香附子, 肉桂, 牡丹皮, 益母草, 大棗, 乾姜, 甘草, 桃仁, 紅花, 牛膝, 枳殻, 木香, 延胡索

芎帰調血飲第一加減

※
黒文字
＝
芎帰調血飲
＋
赤文字
＝
芎帰調血飲第一加減

当帰・川芎 芍薬・地黄（四物湯）	…… 下垂体―卵巣系, 内分泌系に作用して排卵を促進
桃仁・牡丹皮 紅花・益母草 牛膝	…… 瘀血の吸収
当帰・川芎 肉桂・乾姜	…… 体表・体内を温める
延胡索・木香 烏薬	…… 鎮痛作用
烏薬・香附子 枳殻・陳皮	…… 理気・健胃作用
白朮・茯苓 益母草	…… 利水作用

86

（4）「瘀血」と「桂枝茯苓丸」

　本方は血行を良くして体を温め，気滞やストレスを治し，健胃薬なども配合した処方であり，月経不順や寒証タイプの瘀血に広く応用される．

　四物湯をベースに，下垂体―卵巣系，内分泌系に作用して排卵を促進し，**桃仁・牡丹皮・紅花・益母草・牛膝**は血腫，内出血，腫瘤など瘀血を吸収して卵管や子宮の環境を改善する．**当帰・川芎・肉桂・乾姜**は体の表裏を温めて高温相の持続を図る．**延胡索・木香・烏薬**は鎮痛作用があり月経痛を治す．**烏薬・香附子・枳殻・陳皮**は気鬱やストレスを治し健胃作用もある．

●「芎帰調血飲第一加減」はどんな病態・疾患に効くのか？

　西洋医学では注目されていないが産後に起きる病気は非常に多い．これを予防するために産後は直ちに**芎帰調血飲**を服用し，2週間後くらいから**芎帰調血飲第一加減**を用いる．

　また潰瘍性大腸炎，クローン病，シェーグレン症候群などの難治性疾患は瘀血の関与が大きく，本方を用いる．その他，子宮内膜症，不妊症，血の道症，更年期障害などに有効である．

　寒証タイプの瘀血には**芎帰調血飲第一加減**をベースに，熱証タイプの瘀血には**通導散**をベースに加減して用いる．

87

瘀血の代表方剤②

熱証タイプに適応する駆瘀血剤
通導散(つうどうさん)

● 「通導散」とはどのような方剤なのか？

[構成生薬]

当帰(とうき)，蘇木(そぼく)，紅花(こうか)，木通(もくつう)，陳皮(ちんぴ)，厚朴(こうぼく)，枳実(きじつ)，甘草(かんぞう)，芒硝(ぼうしょう)，大黄(だいおう)

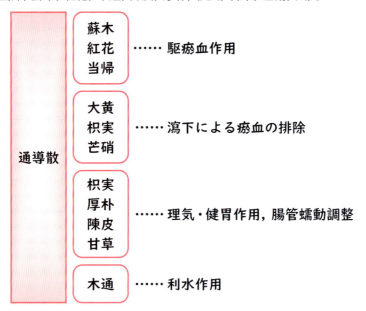

　活血・駆瘀血の力は強いが少量では養血作用がある．**紅花**は血行を良くし**蘇木**は強力な駆瘀血作用があり，打撲・捻挫等の内出血や血腫を強力に除いてうっ血を取る．また，**紅花**と協力して瘀血による痛みを治す．動脈硬化に伴う血栓形成なども瘀血の病態であり，これを改善する．

当帰は血管を拡張し血行を良くして瘀血の吸収を助ける.

大黄・枳実・芒硝は瀉下作用により瘀血の排除を助ける.

枳実・厚朴・陳皮・甘草は理気・健胃作用により腸管の蠕動を調節してガスを排出し, 腹部膨満, 腹痛を治す.

木通は利水作用がある.

●「通導散」はどのような病態・疾患に効くのか?

本方は一般に駆瘀血剤として各種の瘀血の病態に応用し効果があるが, 駆瘀血作用が強力なため瘀血の程度がひどいときに用いる.

●「通導散」を処方するポイントは?

一般に桃仁・牡丹皮を加える意味で通導散合桂枝茯苓丸として用いる. 本方は作用が強いため, 虚弱者には補中益気湯を合方して用いる. そして寒証の強いときは芒硝を除き, 乾姜などを加える必要がある

「通導散」の駆瘀血作用は強力だ!（山本巌）

「桃核承気湯・桂枝茯苓丸などは新しい瘀血に適し, 陳旧性の瘀血は水蛭・蛀虫・蟅虫などの抵当丸・下瘀血丸のような動物性の駆瘀血薬が必要であるが, 通導散は急性だけでなく陳旧性瘀血にも非常によく効く.

産後から, 発作的に眩暈がして"地の底に落ち込んで行く"と叫び, 狂人の如く煩躁し暴れる, 頭を動かすとめまいがするので起床することが出来ず, 大小便の始末も夫にしてもらい, 頭痛, 肩こり, のぼせ, 耳鳴り, 精神不安, 心悸亢進強く, 精神状態がおかしく, おこったり泣いたり狂人の如くになる患者.

先ず桃核承気湯を与えて大便を下すと（出血せず）一時非常に良くなったが, 15日位するとまた元の状態に戻り効かなくなった.

89

第2部　漢方の基本病態と基本方剤

> 　次に動物性駆瘀血剤の抵当丸を与えると，帯下のようなワカメのような凝血が出て，症状は次第に良くなった．凝血は2ヵ月位出ると次第に減少し出なくなり，症状は好転して良くなった．
> 　そこで通導散を与えると，再びワカメのような黒褐色のもろもろとした出血が現れて症状は次第に良くなった．
> 　通導散は急性にも慢性にも良くて，破血逐瘀(はけっちくお)の作用は抵当丸などと同等かそれ以上と考えている．ただ注意すべきは虚実を量って用いること，即ち病の軽重を量り分量を加減するべきである．
> 　本方は作用が強いため，虚弱者には補中益気湯を合方して用いる．そして寒証の強いときは芒硝を除き，乾姜などを加える必要がある」．

生薬を学ぼう！

大黄（だいおう）（大寒性）
主作用＝駆瘀血，瀉下，抗化膿性炎症

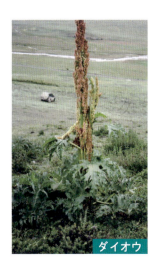
ダイオウ

　タデ科の根茎．大きくて黄色味を帯びていることが名前の由来．作用も強く，多くの処方に配合される重要生薬として将軍の別名がある．

〔薬能〕

　大黄は駆瘀血にとって非常に重要である．瘀血による無月経，打撲損傷に大黄を加えて瘀血の排除を助ける．大腸を刺激して蠕動を亢めて排便させるため腹痛を伴うこともあり，甘草を配するほうがよい．小腸性下痢と違って栄養の消化吸収を障害しない．

90

(4)「瘀血」と「桂枝茯苓丸」

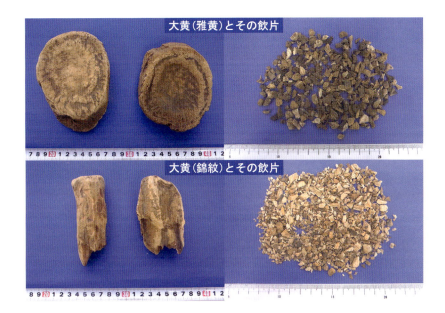

大黄(雅黄)とその飲片

大黄(錦紋)とその飲片

　高齢者の腸燥便秘には**当帰・地黄・桃仁・麻子仁**などのような潤燥の生薬を加えて用いる（処方例＝**潤腸湯**）．

　熱病に用いるときは**枳実・厚朴**を配して小腸の通過時間を短縮する．

　抗化膿性消炎作用があり，肛門周囲炎，虫垂炎や化膿性炎症を治す．また**黄連・黄芩**などと配合して瀉下することにより上部（顔面・口舌・歯根・咽喉・眼）の炎症や出血・鬱血・充血を治す．

　大黄にはタンパク凝固作用があり，ビラン面に対して収斂効果を現し，食道・胃腸の糜爛や出血・充血を抑制しカタル性の粘液を凝固して除く．

　大黄を服んでいる間はよいが，止めると便秘が残るため習慣性便秘の治療にはおもしろくない．**芒硝**を加えると腸内に水分を貯え，止めた後に便秘を残さない．**大柴胡湯**など**芒硝**の入っていない漢方方剤により排泄された大便は，パサパサ，サクサクである．**桃核承気湯**や**防風通聖散**のように**芒硝**の入った漢方方剤により排泄された大便は，表面に粘液が着いてズルリと滑るように出て気持ちの良いものである．しかも廃薬した後に便秘を残さない．

91

第2部　漢方の基本病態と基本方剤

●駆瘀血剤は他にどんなものがある？

駆瘀血剤はその作用の特徴により**消炎性・温性・瀉下性**に分類して覚えると臨床的には便利である．前述したものを含めて次のように分類できる．

●消炎性駆瘀血剤

一般に，慢性炎症は瘀血が絡んでいることが多いため消炎性駆瘀血剤を合方するが，炎症の急性期には使用しない．

桂枝茯苓丸，通導散合桂枝茯苓丸のほか大黄牡丹皮湯などがある．

●温性駆瘀血剤

寒証を伴った瘀血の病態に用いる．

芎帰調血飲(第一加減)，当帰芍薬散のほか温経湯，治打撲一方がある．

●瀉下性駆瘀血剤

打撲などの受傷直後は，大黄を加えて下痢をさせるほうが効果は的確で早い．慢性の場合は一度だけ下し，後は下痢をさせなくてもよい．

通導散のほか桃核承気湯，大黄牡丹皮湯，治打撲一方がある

消炎性駆瘀血剤	桂枝茯苓丸，通導散合桂枝茯苓丸，大黄牡丹皮湯
温性駆瘀血剤	芎帰調血飲(第一加減)，当帰芍薬散，温経湯，治打撲一方
瀉下性駆瘀血剤	通導散，桃核承気湯，大黄牡丹皮湯，治打撲一方

●駆瘀血剤を応用できれば効果抜群！

山本巌流漢方を正しく理解して応用すれば，再現性があり，目を見張るような結果も顕れる．

*

92

▶月経不順・無排卵性月経・子宮内膜症・卵巣嚢腫などがホルモン剤を服まなくても改善する．不妊症で抗ミュラー管ホルモン低下の人が年相応に上がって，婦人科で「卵巣年齢が若返ったね」といわれる．これらは自律神経・内分泌系と共に体内環境・骨盤内環境を改善した結果，本来もって生まれた自身の力を発揮できるようになった結果とも考えられる．

*

▶急性のギックリ腰には15分で効果があり，10年来のムチウチ後遺症の改善もみる．画像診断でも見えない程度の筋肉層の内出血が吸収・代謝されたのだろうか．

*

▶2回の手術でも効果のなかった脳脊髄減少症の青年にも著効を得た．

*

▶治らないとされる扁平苔癬や乾癬，強皮症，SLEも奏功している．

*

▶うつ病は改善し，幻視幻聴もある程度の改善をみる．

*

▶3年以上のメルカゾール®服用でも治らないバセドウ病は完治し，橋本病の自己抗体までも正常化している．

*

▶ベーチェット病，クローン病，潰瘍性大腸炎も奏功し，しかも断念していた結婚のみならず，出産までも叶った女性は何人もいる．

*

　これらは山本巌流漢方医学に基づいて応用した結果であり，難治性の病，慢性疾患のほとんど総てに瘀血がからみ合っているということが理解できる．ただし瘀血が単独に存在することは少ない．

第2部　漢方の基本病態と基本方剤

■症例■……12年前からの潰瘍性大腸炎
（31歳，女性，170cm，60kg）

　下痢は1日8回，残便感があり，我慢できる程度の腹痛，毎回の血便がある．CRPはいつも少し高い程度だが先日は77もあり，痛みが強く下痢の回数は20回くらいだった．

　肛門から横行結腸にかけて荒れていて，狭窄している．レミケード®を勧められたがお断りしたという．

＊

　潰瘍性大腸炎もクローン病も炎症があるが，慢性の場合は炎症の連続による腸壁の虚血状態または瘀血と捉えてよいと考えている．

　主に寒証の瘀血に用いる芎帰調血飲第一加減をベースにして，黄連・黄芩・黄柏などの実熱の薬物を多く加えるよりも，むしろ地黄・玄参・牡丹皮などの虚熱に使う清熱涼血の薬物を用いて，潰瘍に対しては千金内托散や托裏消毒飲などを合わせる．腹痛が強ければ大建中湯を加える．結腸の狭窄があるため四逆散も加えたい．

＊

芎帰調血飲第一加減合四逆散合十全大補湯とした．

　服用1週間で毎回の血便が止まり，腹痛は少しだけ軽くなっている．1日8回の下痢が5〜6回になった．CRPは0.5.

　2ヵ月後，下痢は1日3〜4回に．血便もなく，腹痛はまだ少しあるが気にならなくなっている．

　3ヵ月後，便も固まってきて1日1回になっている．

＊

　この人の場合は非常に早く奏功したが，一般的に寛解までは概ね1年前後を考えておくほうがよい．

(5)「水湿」と「四苓散」

漢方の基本病態と基本方剤(5)
「水湿」と「四苓散」

p.14	気虚	四君子湯	人参	白朮	茯苓	甘草	
p.36	気滞	四逆散	柴胡	枳実	芍薬	甘草	
	気鬱	半夏厚朴湯	半夏	厚朴	生姜	茯苓	蘇葉
p.59	血虚	四物湯	地黄	当帰	芍薬	川芎	
p.77	瘀血	桂枝茯苓丸	桂枝	茯苓	牡丹皮	桃仁	芍薬
▶	水湿	四苓散	白朮	茯苓	沢瀉	猪苓	
p.116	裏寒	人参湯	人参	乾姜	甘草	白朮	
p.135	実熱	黄連解毒湯	黄連	黄芩	黄柏	山梔子	

95

第2部　漢方の基本病態と基本方剤

●「水湿」とはどのような病態なのか？

　水湿の病態を理解すると，浮腫や水滞の診られる患者の多いことが分かる．ことに中年以降の者に非常に多い．しびれ，筋肉などの痙攣，めまい，鼻炎，下痢，身体が重い，四肢痛，神経痛などを水湿証と診断し，漢方の利水剤を応用すれば改善する患者が非常に多い．

　日本は四方を海に囲まれ気候風土は梅雨を中心に湿度が高い．この多湿の環境因子が身体に作用して水・湿証を増悪させ，また外因として働く．

　昔，即身成仏といってお坊さんがミイラになるつもりで絶食しても，諸外国と比べて湿度の高い日本ではあまり成功しなかった．洗濯物でも湿気の多い日は乾きにくいものである．だから天候の悪いときや雨の降る前に悪化し，湿度の低いときは症状が軽くなるという特徴がある．

　西洋医学的な病態所見を取り入れて，明らかに過剰な水分を認める状態で目に見えるものを「水」，見えないものを「湿」という．

　潜在性浮腫や水肥り，皮下組織・筋肉の水滞，浮腫を「湿」といい，顕在性浮腫，関節囊液，胸水，腹水，心囊液，肺水腫，眼球内の水分，脳脊髄液，胃内停水，下痢などを「水」という．潜在性浮腫，顕在性浮腫の境界は明確ではない．　（山本巌）

●「水湿」による症状の特徴は？

●……水の量が多いと浮腫になるが，手で圧迫しても浮腫だとわからない位の水滞もある．皮膚や皮下の水が毛細血管を圧迫すると血行が悪く，肌の色は蒼白で仮性貧血を示す．皮下の水が神経を圧迫すると，知覚鈍麻，

96

シビレ感がみられ，長く座るとシビレが切れやすい．

● ……水の多い人は冷えやすく他覚的に皮膚が冷たい．

● ……筋肉に水滞があるときの特徴は「重だるい」ことである．疲労倦怠感が著しいとする書物もあるが，疲労ではなく体が重く動くのが大儀なのである．手をつかないと立てない．「朝のこわばり」現象と同じように，動き始めは思ったように動けないが，動かしていると次第に動きやすくなる．歩くとき重い靴を履いているようだと訴える者もある．足が重く思ったほど上がらないため，階段や小さな石にも躓きやすい．道を急いで歩くと息切れがする．筋肉や関節の疼痛がある．沈重疼痛が特徴である．

● ……眼瞼などの浅い筋肉の浮腫では，不随意的にピクピクと表在筋が動く．太い筋肉内に水が貯まると腓腹筋のコムラ返りのように筋肉が痙攣し，頸・腰・腰腹にも同じ様な強直性の痙攣が起きる．時に狭心症と誤ることがある．この痙攣は姿勢や労働による疲労とも関係がある．

● ……めまい，身体の動揺感や回転性眩暈が起きる．

● ……湿による症状の大きな特徴は，天候によく反応し，雨の降る前には特に症状が悪化することである．

その他の症状

頭重，頭痛，眼圧の上昇，クシャミ，鼻水，水様痰，吐水，泄瀉，水様便，尿量減少，発汗過多，腰痛，腰重，関節痛，関節水腫，腹水，胸水，水性帯下，皮膚の水泡，びらんなど．

中医学の「痰飲」，日本漢方の「水毒」

中医学では水の異常を「痰飲」というが，抽象的で形而上的な五行理論や臓象学説をベースにしているため，実際の臨床に合わないことがある．日本漢方では，この過剰水分の停滞，偏在を「水毒」の一語で病態を表すだけであり，また吉益南涯が唱えた「気・血・水」は事実に促していないため臨床的には使いづらい．

第2部　漢方の基本病態と基本方剤

●「水湿」に関連する疾患にはどんなものがある？

　アレルギー性鼻炎，緑内障，網膜剥離，メニエル氏病，喘息，湿性肋膜炎，下痢・腸炎，うっ血性心不全，肺水腫，うっ血肝，ネフローゼ症候群，腎炎，腹水，関節炎，関節リウマチ，丘疹，水泡性皮膚疾患などを挙げられる．

●漢方の利水剤は西洋薬の利尿剤とどこが違う？

　漢方の利水薬は西洋医学の利尿剤にはないような多彩な作用を持ち，しかも非常に有効である．西洋薬の利尿剤はほとんどが腎臓に作用し，ナトリウムの再吸収を抑制して利尿する．したがって必要な水分まで抜いてしまうこともあり脱水に注意が必要になる．また腎臓に負担がかかるため腎臓への副作用だけではなく，連鎖的に肝臓・糖尿・痛風などの副作用も起こり得る．

　漢方薬では過剰な水湿だけを抜くこともでき，炎症性浮腫や非炎症性浮腫およびその滲出液をも除くことができる．胃内停水を血中に運ぶ生薬などもあり，西洋医学にはない働きを持つ．また水湿を除き過ぎて乾かし過ぎないように防ぐ配合もしている．

　西洋医学的病態をもとに，どういう利水薬・利水剤をどう使えば最も効果的かということが重要になるのであるが，その利水剤の基本方剤が**四苓散**であり，代表方剤は**五苓散**である．

　水湿の病態は気滞，瘀血，寒や熱などの病態と複雑に合併していることが多い．

●「四苓散」とはどのような方剤なのか？

[構成生薬]
白朮，茯苓，沢瀉，猪苓

98

(5)「水湿」と「四苓散」

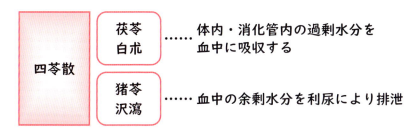

　本方はすべて利水作用をもつ薬物で構成された利水剤であり，浮腫，水腫，緑内障にまで用いられその応用範囲は広い．**茯苓・白朮**は体内，消化管内の多過ぎる水分を血中に吸収し下痢を止める．**猪苓・沢瀉**は血中の余分の水分を尿として排出すると考える．

●「五苓散」とはどのような方剤なのか？

[構成生薬]
びゃくじゅつ　ぶくりょう　たくしゃ　ちょれい　けいし
白朮，茯苓，沢瀉，猪苓，桂枝

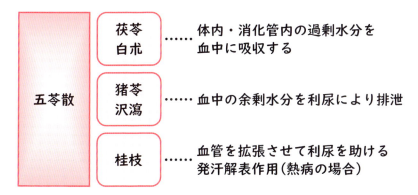

　四苓散に**桂枝**を加えたものが水湿の代表方剤，五苓散である．
　熱病の場合の**桂枝**は発汗解表の効能があるが，雑病の場合の**桂枝**は，腎血管や末梢血管を拡張させて利水作用を助ける．

99

第2部　漢方の基本病態と基本方剤

●「五苓散」はどのような病態・疾患に効くのか？

　五苓散は胃腸内の水を吸収して嘔吐や水様性の下痢を止める．浮腫・水腫や皮下・筋肉・関節・組織間の水を除く．また前房水を除いて緑内障の眼圧を下げる．

　五苓散が「水逆の嘔吐」に効くことは，漢方界ではよく知られている．水逆というのは水を飲むとすぐにこれを吐く症のことである．この表現は漢方にしかなく，西洋医学では取り上げたことのない病態である．

水逆の嘔吐とは？

　水を飲むと消化管に入り血中へ吸収されるのが正常だが，それとは反対に水が血液から消化管に入り，さらに口から体外に出るのは逆だから水逆の嘔吐という．ロタウイルス感染のときにはこのような病態がある．

　血中の水分が胃や腸に逆流して，血中や体内は脱水なのに消化管は水でジャブジャブである．のどが渇いて水を飲んでも血中に吸収されず，血中から胃に出てきた水と共に飲んだ以上の大量の水を噴き出すようにドバッと吐く．この水が腸に増えると下痢となる．

　五苓散を1回服めば，消化管の過剰な水を血中に吸収するため嘔吐も下痢も止まり，点滴をしなくても脱水も良くなる．服用15分で効果をみたい．もしもすぐに嘔吐するなら，すぐにもう一度服ませる．その後15分過ぎて嘔吐しなければもう大丈夫である．

＊

ここがポイント → 水で飲ませると嘔吐することがあるため，五苓散のエキスを葛湯・片栗湯・重湯のような粘り気のある液に溶かして練り，少しずつ口に入れる．

100

(5)「水湿」と「四苓散」

生薬を学ぼう！

沢瀉（たくしゃ）（微寒性）
主作用＝清熱利湿，利水

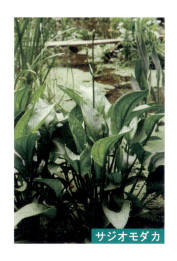
サジオモダカ

和名サジオモダカ，オモダカ科の塊茎．葉が匙の形に似ているからサジオモダカという．褐色が強く，時に黒色のものは急激な乾燥による．

〔薬能〕

性は微寒で清熱作用があり湿熱に良く，腎臓結石・尿路結石・膀胱炎などに尿量を増加して尿の浸透圧を下げて治療する（処方例＝**猪苓湯**（ちょれいとう））．

体内の過剰水分を血中に戻し利尿して下痢を止め，水腫を治す．

胃内に停水が多く，そのために頭が物に冒われているような感じがして，暗室にいるような，また舟に乗っているような，雲の上を歩くような眩暈がする．そして尿量が少ない．このような場合に**白朮**（びゃくじゅつ）を配して水を尿に取り，めまいを治す（処方例＝**沢瀉湯**（たくしゃとう））．

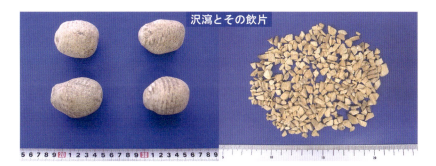
沢瀉とその飲片

101

猪苓（平性）
主作用＝利水

　和名チョレイマイタケ，サルノコシカケ科の菌核．子実体がマイタケや猪の糞に似ているので猪苓という．成長力が盛んで地中で石なども取り込みながら大きくなるため，異物面で生薬メーカー泣かせの一つ．

〔薬能〕

　胃・腸管や体内の水を血中に引き込み，尿として排出し下痢を止め，浮腫を治す．猪苓は**茯苓**や**朮**よりも利水作用は強いが，**茯苓**のような補益の作用はない．利水作用は**沢瀉**や**木通**の方がより強い，と考えている．

　腎臓結石・尿路結石・膀胱炎などには尿量を増加させ，尿の浸透圧を低下させる目的で用いる（処方例＝**猪苓湯**）．尿路疾患のときには同時に水分補給も必要である．

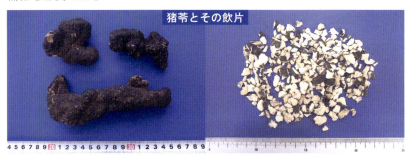
猪苓とその飲片

●利水薬は他にどんなものがある？

　既述の**茯苓**，**白朮（蒼朮）**，**沢瀉**，**猪苓**，**黄耆**を含めて利水薬をその特徴や臨床的用途により以下に分類しておく．

●頻用薬物

　体内に過剰な水分がある場合にのみ，水分を尿として排泄させる薬物として茯苓・猪苓・沢瀉・白朮・防已・茵蔯蒿・薏苡仁などがある．

(5)「水湿」と「四苓散」

●利尿作用の比較的明確な薬物
滑石・灯心草・車前子がある.

●逐水薬(ちくすいやく)
強い瀉下作用によって体内の水分を排泄させる薬物のことをいう.
葶藶子, 牛蒡子, 檳榔子があり, 葶藶子の作用は強い.

●去風湿薬(きょふうしつやく)
皮膚・筋肉・関節などの身体外表部に近い水湿を, 発汗または利水によって除き, 疼痛・痙攣・麻痺を治療する薬物のことをいう.
独活, 羌活, 五加皮, 木瓜, 防已, 桑枝, 威霊仙, 秦艽がある.

●下痢・腸炎に対して消化管の水分を除いて治す薬物
蒼朮, 藿香, 蘇子, 沈香がある.

●その他
麻黄, 黄耆, 附子, 呉茱萸などがある.

麻黄(辛温解表薬)……風湿を除く作用もある.

黄耆(補気薬)……皮膚近くの水を利水する.

附子(温裏薬)……過剰な水分貯留を利水する.

呉茱萸(温裏薬)……過剰水分を利尿に導く作用がある.

利水薬の分類	
頻用する薬物	茯苓・猪苓・沢瀉・白朮・防已・茵蔯蒿・薏苡仁
利尿作用が比較的明確な薬物	滑石・灯心草・車前子
逐水薬	葶藶子・牛蒡子・檳榔子
去風湿薬	独活・羌活・五加皮・木瓜・防已・桑枝・威霊仙・秦艽
下痢・腸炎に対して	蒼朮・藿香・蘇子・沈香
その他	麻黄・黄耆・附子・呉茱萸

103

第2部　漢方の基本病態と基本方剤

　四苓散　の構成要素 ＝ 　白朮＋茯苓　

過剰水分を血中に引き込む
●「白朮＋茯苓」の組合せを覚えよう！

　白朮と茯苓の組合せは消化管や関節内の水，筋肉内の浮腫，組織間の過剰水分を血中に吸収して利尿する．

　「白朮＋茯苓」が配合される方剤としては，**五苓散**をはじめ**当帰芍薬散**，**苓桂朮甘湯**，**苓姜朮甘湯**，**真武湯**などがある．

五苓散	白朮＋茯苓 ＋	沢瀉，猪苓，桂枝
当帰芍薬散	白朮＋茯苓 ＋	沢瀉，当帰，川芎，芍薬
苓桂朮甘湯	白朮＋茯苓 ＋	桂枝，甘草
苓姜朮甘湯	白朮＋茯苓 ＋	乾姜，甘草
真武湯	白朮＋茯苓 ＋	芍薬，附子，生姜

(5)「水湿」と「四苓散」

「白朮+茯苓」が配合される利水剤①
当帰芍薬散
とう き しゃくやく さん

●「当帰芍薬散」とはどのような方剤なのか？

[構成生薬]
白朮, 茯苓, 沢瀉, 当帰, 川芎, 芍薬

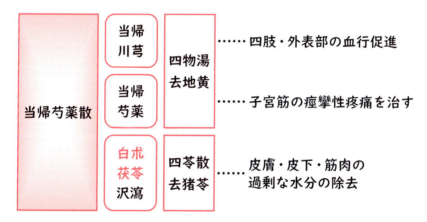

　本方は**四苓散**（白朮, 茯苓, 沢瀉, 猪苓）と**四物湯**（地黄, 当帰, 川芎, 芍薬）との合方加減であり，**当帰・川芎**は四肢外表部の血行を良くして温め，**当帰・芍薬**は主に子宮筋の痙攣性の痛みを取る．**白朮・茯苓・沢瀉**は主に皮膚・皮下・筋肉の過剰な水分を除く．

●「当帰芍薬散」はどのような病態・疾患に効くのか？

　当帰芍薬散は月経痛，妊婦の腹痛，習慣性流産の予防，妊娠中毒症，慢性腎炎などに用いられる．
　本方の適応病態は肌や顔色が蒼く血色がないためよく貧血とされているが，浮腫が血管を圧迫している血行不良の仮性貧血色である．痩せ型と記

第2部　漢方の基本病態と基本方剤

している書物もあるが，むしろ水滞のため水肥りが多い．肥っていても筋肉は軟弱で力も弱く，体が重いため動作が鈍く疲れやすい．

浮腫があり冷える者，白色透明で量が多い帯下のほか，アレルギー性鼻炎の体質改善にも用いる．

「白朮+茯苓」が配合される利水剤②
苓桂朮甘湯
（りょうけいじゅつかんとう）

●「苓桂朮甘湯」とはどのような方剤なのか？

[構成生薬]
白朮（びゃくじゅつ），茯苓（ぶくりょう），桂枝（けいし），甘草（かんぞう）

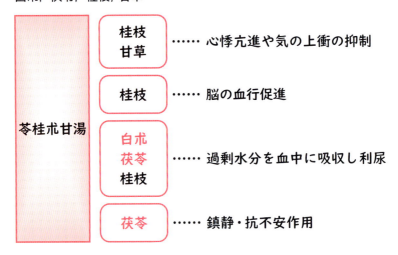

桂枝・甘草には強心利尿作用があり心悸亢進や気の上衝を抑制する．
桂枝は脳の血行を良くして脳貧血を治す．
茯苓・白朮と桂枝で過剰の水を血中に吸収して利尿する．
茯苓により鎮静の抗不安作用が増強する．

●「苓桂朮甘湯」はどのような病態・疾患に効くのか？

　潜在性の浮腫があり脳貧血を起こしてめまい，立ちくらみ，頭痛，肩こりを呈する病態，そして山本巖のいう「フクロウ型」タイプに対して応用される．典型的な「フクロウ型」は，朝は食欲も少なくシャキッとしない，昼くらいから元気が出てくるスロースターターで夜になると絶好調である．山本巖論説の「ヒバリ型とフクロウ型」は非常に面白く，かつ実臨床に役立つため精読して頂きたい（『東医雑録』(1) p.690 ～）．

「苓桂朮甘湯」はこんなときには不適応！

　苓桂朮甘湯は，血流を良くする**桂枝**に対して収斂作用の**芍薬**が入っていない．したがって脳に血液の多い赤ら顔，高血圧，よく腹を立てて頭に血がのぼる者には悪い．エキス剤では，**桂枝**の成分が減少し薄いため緩和されるが，注意は必要である．

「白朮＋茯苓」が配合される利水剤③
苓姜朮甘湯
りょうきょうじゅつかん とう

●「苓姜朮甘湯」とはどのような方剤なのか？

［構成生薬］
びゃくじゅつ　ぶくりょう　かんきょう　かんぞう
白朮，茯苓，乾姜，甘草

　白朮・茯苓で過剰な水分を除き，**乾姜・甘草**で腰やお腹を温める．身体の冷えを温めて過剰水分を除く方剤である．本方は腎著の方剤といわれ，杏仁を加えて**腎著湯**という．

第2部　漢方の基本病態と基本方剤

苓姜朮甘湯
- 白朮 茯苓 …… 過剰水分を血中に吸収し利尿
- 乾姜 甘草 …… 腰やお腹を温める

●「苓姜朮甘湯」はどのような病態・疾患に効くのか？

　身体が冷えて「寒」と「湿」とが共存する病態に適応し，この場合，寒冷により発汗が少ないため尿量はむしろ多く，しかも口渇がない．

　また，特に下半身の浮腫や筋肉内の水滞があると外気の冷えを受けて冷えやすい．浮腫による圧迫のために血行障害も加わり冷えが強くなり，腰冷痛，腰以下の冷痛がある．身体が重く機敏に動けない．坐るとき，立つとき「やっこらしょ」「どっこいしょ」と掛け声をかける．

　白色大量の帯下，よだれの多い子供，夜尿症などにも有効である．

「白朮＋茯苓」が配合される利水剤④
真武湯
しん ぶ とう

●「真武湯」とはどのような方剤なのか？

［構成生薬］
びゃくじゅつ　ぶくりょう　しゃくやく　ぶ し　しょうきょう
白朮，茯苓，芍薬，附子，生姜

　白朮・茯苓は利水作用があり，皮下や筋肉や消化管にある水を血中に吸収して浮腫や下痢を治す．

　附子・生姜は強心利尿作用，温裏作用がある．

　附子は水湿を除くと同時に新陳代謝を盛んにして熱を産生し，血管を拡

108

(5)「水湿」と「四苓散」

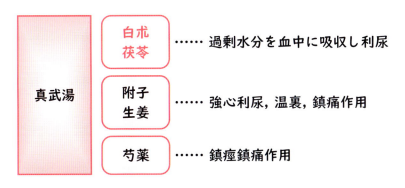

張して血行を良くするため，冷えを温めて寒を除き，体の働きの衰えによる下痢・腹痛や四肢軀幹の筋肉の痛み，神経痛に用いる．

芍薬は筋肉の痙攣痛や下痢による腹痛を治す．

真武湯は体を温めて利水するため，中医学では「温陽利水湯（うんようりすいとう）」ともいう．

●「真武湯」はどのような病態・疾患に効くのか？

体が冷えているため発汗が減って水滞を来す上に，利尿機能の異常により排尿が少なく，水が消化管に溢れて下痢・腹痛を来す病態に真武湯は有効である．また，皮下や筋肉に水が溜まって浮腫，身重，筋肉痛，こむら返り，神経痛を来す病態にも適応する．

四苓散 の構成要素 ＝ 猪苓 + 沢瀉

血中の余剰水分を利尿により排泄する
● 「猪苓＋沢瀉」の組合せを覚えよう！

「猪苓＋沢瀉」の組合せは血中の水を尿として排出し，腎臓での再吸収を抑制する．「猪苓＋沢瀉」が配合される方剤としては，**四苓散**，**五苓散**のほかに**猪苓湯**がある．

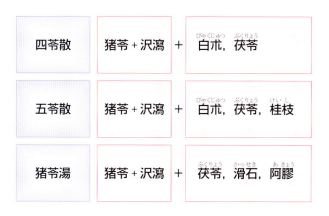

「猪苓＋沢瀉」が配合される湿熱の代表方剤

猪苓湯

● 「猪苓湯」とはどのような方剤なのか？

[構成生薬]
猪苓，沢瀉，茯苓，滑石，阿膠

同じ利尿作用がある薬物でも，**滑石**のように熱を抑え消炎解熱作用の薬物が入り，**猪苓・沢瀉・茯苓**は入れるが温性の**白朮**は入れない．

(5)「水湿」と「四苓散」

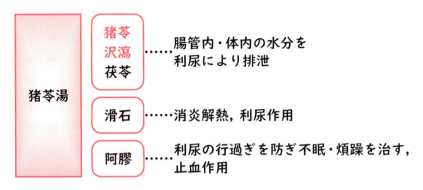

滑石の利尿作用が強いために加える阿膠は体内の脱水による不眠，煩躁，そして止血にも有効である．

●「猪苓湯」はどのような病態・疾患に効くのか？

猪苓湯が適応するのは熱が深く裏に入った時期の病態で，悪寒はなくむしろ悪熱する．熱が持続して発汗が続き，脱水して不眠・イライラを伴うときや熱証タイプの下痢に有効である．

尿量を増やし濃縮された尿を薄くして，膀胱や尿道の粘膜の刺激を和らげ，尿道炎・膀胱炎・尿管結石等による排尿量・回数の減少，排尿痛，血尿，そして前立腺肥大症の自覚症状を改善する．

猪苓湯は細菌感染で尿が混濁しだしたり膿尿の場合にはたいていは効かない．炎症を抑える**黄芩**，**山梔子**などが必要であり，**五淋散**が適応する．

炎症がさらに強くなると猪苓湯に**竜胆瀉肝湯**を合方する．抗生物質の併用も合理的である．

膀胱括約筋の痙攣による痛みには**芍薬甘草湯**を加える．

第2部　漢方の基本病態と基本方剤

水湿 の三つの病態＝ 寒湿　湿熱　風湿

●寒湿証とは？

　寒湿証は浮腫・水滞が血管を圧迫するため血行も悪く，また外部環境からの寒冷の作用を受けやすく，冷たく腫れ・しびれ・痛みを伴うこともある．この病態に対しては，**乾姜・桂枝・附子・当帰・川芎**などの生薬で体の冷えを温め，**白朮・茯苓**で消化管や関節内の水，筋肉内の浮腫，組織間の過剰水分を血中に吸収して利尿する．方剤としては**五苓散**，**苓姜朮甘湯**，**当帰芍薬散**，**真武湯**などを用いる．

●湿熱証とは？

　湿熱証は炎症性の浮腫や炎症性滲出液，湿性肋膜炎，関節の炎症性浮腫など熱感や発赤を伴う．

　関節炎などの炎症と腫脹があれば滲出性炎症を治す**麻黄・石膏**の配合された方剤，**越婢加朮湯**などで関節内の水を除く．黄疸には**五苓散**に利胆・消炎利水作用のある生薬の**茵蔯蒿**を加えた**茵蔯五苓散**などを用いる．**猪苓湯**も湿熱証の適応方剤に分類される．

●風湿証とは？

　風湿証は湿証の人が風邪などに感染することにより来す病態で，身体が重く，関節痛があり，熱はあまり上昇せず午後に上昇する傾向がある．

　治療においては，発汗剤による去風(解表)を強く行えば湿が残って治らない．除湿するとともに少し発汗を行う程度がよい．方剤としては体表の湿を除く利水剤，**防已黄耆湯**などを用いる．

112

(5)「水湿」と「四苓散」

下痢 には 四苓散 の薬物を加味することが多い

　下痢の病因と病態は多種多様であるため病態鑑別が必要になる．まずは内因の「**正気の虚による下痢**」と「**外因による下痢**」とに大きく分けられる．ただどの下痢にも四苓散の薬物を加えることが多い．

●正気の虚による下痢とは？

　「正気の虚による下痢」は，平素から胃腸が弱く食べ物に注意していても消化不良を起こし下痢・嘔吐などを伴い，そのため体力がない．
　治療には正気の虚を補う**四君子湯**に下痢対策の薬物を加えた**啓脾湯**（四君子湯＋沢瀉・陳皮・山薬・蓮肉・山楂子）や**参苓白朮散**（四君子湯＋山薬・蓮肉・白扁豆・桔梗・薏苡仁・縮砂）が有効である．

●外因による下痢は３タイプに分ける！

　「外因による下痢」は「**湿痢**」，「**寒痢**」，「**熱痢**」に分ける．
湿痢とは？
　「湿痢」は食べ過ぎによる急性消化不良，食あたり，水あたりによる下痢で，基本方剤は**平胃散**（蒼朮・厚朴・陳皮・大棗・生姜・甘草），または平胃散に**五苓散**を加えた**胃苓湯**などが有効である．
寒痢とは？
　「寒痢」は臓腑（内臓）の中寒（冷え）による下痢である．基本方剤は**人参湯**や**真武湯**などを用いる．
熱痢とは？
　「熱痢」は感染症の下痢であり基本方剤は清熱剤の**黄芩湯**（黄芩・芍薬・大棗・甘草）．陳皮・黄連・木香などを配合する．

*

113

西洋医学には，「**正気の虚による下痢**」や「**中寒(冷え)による下痢**」に対しての認識も適応する方剤もないため，ここでも漢方は非常に有用である．

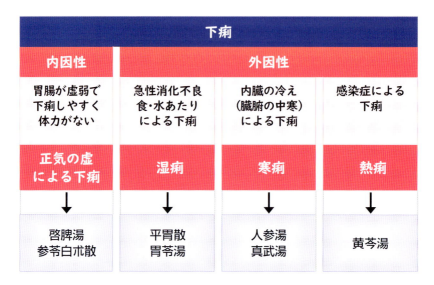

下痢は「泄瀉(せっしゃ)」と「痢疾(りしつ)」とに分ける！

● **泄瀉とは？**

　泄瀉は水様性の水気の多いザーッと出る下痢で，主に小腸性であり，消化不良・食中毒などで起きる急性小腸炎で，代表方剤は**平胃散合五苓散加芍薬**(へいいさんごうごれいさんかしゃくやく)の**胃苓湯**(いれいとう)である．

● **痢疾とは？**

　痢疾は主に大腸性下痢で，粘液便・粘液血便を伴い，痛くてビリビリしてチョビッと出る裏急後重，頻回の排便で大腸カタルであり熱痢である．一般的には，**清熱剤**(せいねつざい)に**理気薬**(りきやく)を配合するのが基本である．

　裏急後重など大腸の痙攣による症状には，**芍薬**(しゃくやく)・**木香**(もっこう)や**枳殻**(きこく)など行気薬を配合する．急性胃腸炎の悪心・嘔吐には**半夏**(はんげ)や**生姜**(しょうきょう)・**藿香**(かっこう)など鎮嘔・制吐の薬物を加える．

(5)「水湿」と「四苓散」

> **症例** ……10年来の拒食症による腹水・胸水
> （26歳，女性，身長160cm）
>
> 　去年と一昨年は体重が16kgにまでなり危なかったが一命を取り止めた．最近は体重18kgで推移していた．
>
> 　3週間前からの腹水で入院し余命宣告もされたが，本人がアミノ酸点滴を拒否するため退院させられた．18kgの体重が腹水や胸水によって30kgになっている．肺も苦しいという．食べるとすぐに未消化の便が出て，便の回数は1日4〜10回．1年中腹痛がある．血圧は上が80，体温は平素34.5℃だが，入院中より微熱が続いていて体が寒いと訴える．本人は起き上がることができなくて，オムツをして寝ている．
>
> 　有名な漢方医のもとで五苓散，次に柴苓湯を投与されたが，どうしても吐き気がして服めなかったという．
>
> 　気虚であり，栄養失調，低タンパク性浮腫である．
>
> 　四君子湯加減の**補気健中湯**を5日分とした．**四君子湯去甘草加陳皮・蒼朮・黄芩・厚朴・沢瀉・麦門冬**である．麦門冬は白朮・蒼朮・茯苓・沢瀉による利水の行き過ぎを予防している．この処方が上手く身体に納まればよいが，一番の問題は摂食障害である．
>
> 　20日後に来られた．最初は1日分を3日間かけて服用したが，最近は1日分を4〜5日間で服んでいる．2〜3日で尿量がものすごく増え，下痢も改善し，便通も1日2〜3回になった．30kgの体重は胸水・腹水が改善して23kgになった．足のむくみもスッキリして肺の苦しいのも楽になったという．
>
> 　本人は意固地でやはり体重が増えるのを嫌がり，ギリギリのラインで治したいという．その後10日分を2回取りに来られた．
>
> 　気持ちも少し前向きになってきて昔習っていたピアノや習字をやりたいといっているそうである．

115

第2部　漢方の基本病態と基本方剤

漢方の基本病態と基本方剤（6）
「裏寒」と「人参湯」

p.14	気虚	四君子湯	人参	白朮	茯苓	甘草	
p.36	気滞	四逆散	柴胡	枳実	芍薬	甘草	
	気鬱	半夏厚朴湯	半夏	厚朴	生姜	茯苓	蘇葉
p.59	血虚	四物湯	地黄	当帰	芍薬	川芎	
p.77	瘀血	桂枝茯苓丸	桂枝	茯苓	牡丹皮	桃仁	芍薬
p.95	水湿	四苓散	白朮	茯苓	沢瀉	猪苓	
▶	裏寒	人参湯	人参	乾姜	甘草	白朮	
p.135	実熱	黄連解毒湯	黄連	黄芩	黄柏	山梔子	

116

（6）「裏寒」と「人参湯」

●「寒証」とはどのような病態なのか？

「寒」と「熱」とは漢方医学において症候の性質を示す概念で，様々な疾患の治療において最も重要である．

> 「寒証」とは全身的・局所的な冷えが起因または悪化の要因となった病態である．腹痛・下痢・嘔吐などを来し西洋医学で急性胃腸炎と診断されるもの，喘息，アレルギー性鼻炎，基礎体温が低く月経周期が遅れて妊娠しない人，また腰痛，筋肉痛，神経痛などの中で冷えが原因で発症する者は非常に多い．

●なぜ「寒証」を発症する？

「外因は変化の条件であり，内因は変化の根拠である．外因は内因を通して変化を起こす」といわれる．

寒証においては，内因は体質的に気虚・陽虚，水湿，瘀血などがあり内因があればあるほど少しの寒冷刺激によっても発症しやすい．

外因としては，冷たい物の飲食は聞けばすぐ分かるが，最も多くしかも見逃されやすいのは下肢を冷やしたことに起因する．下肢を冷やすと下肢の血液が冷やされて，冷えた静脈血が腹腔に流入して内部冷却するのである．足は冷えに強く，腹は冷えに弱い．

寒証は冷えを訴えないことも多く，また下肢を冷やしたという自覚もないため，下肢を冷やす環境の問診が重要になる．コンクリートの床，クーラー，雨の日または水の中に長時間居た．スーパーの生鮮売り場での井戸端会議，夜に布団から足を出して外気温が下がる明け方に下肢を冷やした，などが挙げられる．

117

第2部　漢方の基本病態と基本方剤

●「寒証」の特徴は？

●……痛みやしびれ・腹痛・下痢は冷やすと悪化し，温かい飲食物や風呂，カイロなどでお腹を温めたりすると楽になる．

●……血流が悪いため顔色は蒼白く血色がなく，疼痛部分も他の部分よりも触れると冷たい．脈は遅い．寒冷による発汗の減少のため尿量は多く，色も薄い．口中や舌が湿潤し薄い唾液が溜まり，よだれの多い子供や唾液腺の分泌が低下したはずの老人にも診られる．

●……寒冷刺激で消化管の蠕動が亢進し，消化吸収されないまま泥状便になるが，腸管内の水分が多いと水様性下痢になる．炎症，腐敗，醱酵などはないため便の色は薄く臭気も少ない．重症の場合は未消化の食物が原型に近い形で排出される．これを完穀不化という．

●……寒くなると透明で水様の鼻水，くしゃみ，薄い多量の痰が出る．これは肺の寒証である．

以上の「寒証」が寒冷刺激によって生じるものを「中寒」という．

●「寒証」は二つに分類される！

症候の違いにより「臓腑の中寒」（裏寒証）と「経絡の中寒」（表寒証）とに分けるが，「臓腑の中寒」と「経絡の中寒」とが同時に来ることもある．

「臓腑の中寒」とは？

つまりお腹の冷えのことであり「裏寒」ともいう．

昔は夏，よく冷えた西瓜だといっても井戸で冷やして約17℃だった．今の冷蔵庫は飲食物を5℃以下に冷やすため，胃袋を氷嚢代わりにする．冷蔵庫病である．また冷気は下降するため特に足元を冷やし続ける．すると下肢の冷却による冷えた血液が腹腔内に流入し腹を中から冷やしている．これが「臓腑の中寒」，すなわち裏寒証をつくる．

症状としては，腹痛，下痢（泥状便），嘔吐などが最もよく診られる．こ

118

（6）「裏寒」と「人参湯」

れは寒冷刺激によって，消化管の蠕動運動が亢進し胃腸が痙攣することに
より生じる．口渇はなく，尿量が多いことも大きな特徴である．

「経絡の中寒」とは？

　寒冷の刺激が四肢・軀幹など身体外表を侵したものを「経絡の中寒」と
いう．つまり四肢・軀幹の冷えのことであり「表寒」ともいう．漢方医学でい
う「経絡」とは気血が循行する通路とされている．

　寒冷刺激が強烈な場合には凍傷を生じるが，慢性的・長期的に侵された
場合は疼痛・しびれ・知覚麻痺・運動麻痺などを発症し，腰痛・筋肉痛・
神経痛・凝り・冷えなどを訴える．

●西洋医学の治療上の盲点を補う去寒剤とは？

　西洋医学には「寒証」という病態に対する認識がなく，たとえ冷房病と
診断できても西洋薬にはビタミンE程度の薬しかなく，その効果は期待で
きない．物療・マッサージ・鍼灸・温泉などに通うことになっている．

　漢方医学には，寒証という病の認識とともに寒証を改善する薬剤として
去寒剤があり，これらの患者もあっさりと改善されることが多い．

　去寒剤は西洋医学の治療上の盲点を補う非常に価値ある治療薬といえる．

「臓腑の中寒」に対する去寒剤

　「臓腑の中寒」の治療では，臓腑を温め腹痛・下痢・嘔吐を止める温裏去
寒薬で構成される方剤を用いる．代表方剤は**人参湯**で，**甘草乾姜湯**（甘草＋
乾姜）が基本骨格である．

「経絡の中寒」に対する去寒剤

　「経絡の中寒」の治療では，経絡を温めて寒邪を除く温経散寒薬，主とし
て四肢・外表の血行を良くして外表部を温める薬物で構成される方剤を用
いる．代表方剤は**五積散**で，このほか**当帰四逆加呉茱萸生姜湯**，**苓姜朮甘
湯**，**当帰芍薬散**，**芎帰調血飲第一加減**などがある．

119

●「人参湯」とはどのような方剤なのか？

[構成生薬]
人参, 乾姜, 甘草, 白朮

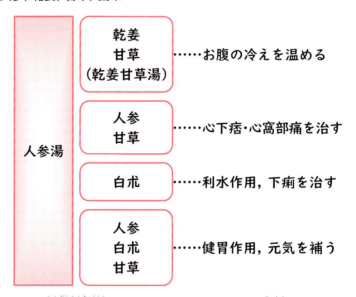

　主薬は**甘草乾姜湯**であり，**白朮**と**人参**を加えた**裏寒**の基本方剤である．
　乾姜は冷えを温める主薬であり，**人参・甘草**は腹痛を止め心下部の痞えを緩め，**白朮**は下痢を止める．下痢の量は少なくベタベタで頻回，大便やガスは臭くない．尿量が多く口渇はない．
　人参・白朮・甘草は消化器の機能を良くし食欲を増し，同化作用が改善されて身体も元気になる．
　人参は，急性では心下痞硬や消化管の痙攣による痛みに使用し，慢性では元気を補う目的で用いる．

●「人参湯」はどのような病態・疾患に効くのか？

本方が適応する裏寒証にも急性と慢性の二通りがある．

急性の裏寒では，急に腹腔内臓を冷やされると消化管の運動が亢進して腹痛，下痢，嘔吐，心下部の痞え，腹部の膨満などが起きる．適応を考慮するうえで元気の有無，虚実，太い・痩せているなどは関係ない．

一方慢性では，年中冷え症で尿量が多く唾液が多い．冷えると腹痛，下痢，腹満，腰痛が起きる．

ここが重要！

『傷寒論』の条文が示すのは急性熱病

どの漢方方剤についてもいえるが，『傷寒論』の条文が示すのは急性熱病であり，これを雑病に用いるときには熱病と同じ病態ではないことを意識し混同しないようにされたい．したがって書物に記載してある症状は急性か慢性か，寒証か熱証かで病態は異なり，すべての症状がいつも出てくるものではない．これを間違えると，そんな病態はないのに熊に鹿の角がつくようなことになりかねない．

足元を冷やし続ける実験をしてみた！（山本巌）

山本巌は自身で足元を冷やし続ける実験を行い，次のように検証した．「私は実験的に下肢を冷やして腹痛を起こさせ，人参湯，五積散，大建中湯を服用したが，いずれでも同じ様によく効いた．したがって簡単な冷えによるものならば少し位の違いがあっても効いてくれるものである」と．

121

生薬を学ぼう！

乾姜（大熱性）
主作用＝お腹や肺を温める

　ショウガ科の根茎．ショウガを蒸して乾燥したもの．この加工（修治）により解表作用はなくなり温める作用が強化される．

〔薬能〕

　お腹や肺を温める温裏薬の代表である．煎じて服用すると口はピリピリと辛くお腹が温まる．**甘草・白朮・人参**と配合し裏寒による腸の蠕動亢進を抑制して下痢・腹痛を止める（処方例＝**人参湯**）．
　半夏・細辛・五味子などと配合して肺を温め咳を止める（処方例＝**小青竜湯**）．
　四肢・体表部（経絡）も温めるため，**白朮・茯苓**などと配合して腰冷痛を治す（処方例＝**苓姜朮甘湯**）．

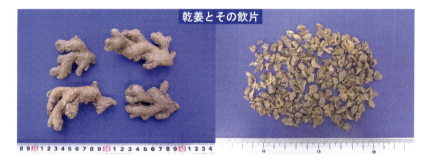
乾姜とその飲片

乾姜と生姜の効能の違い

　嘔吐を止める作用は乾姜が生姜に劣るが，温める力は生姜より乾姜の方が勝れている．

(6)「裏寒」と「人参湯」

| **人参湯** | の構成要素＝ | **乾姜＋甘草** |

臓腑を温める
●「乾姜＋甘草」の組合せを覚えよう！

　「乾姜＋甘草」の組合せは臓腑を温める．乾姜が主にお腹を温めて，冷えによって起こる腹痛，下痢，悪心，嘔吐を治す．甘草は蠕動亢進や痙攣を治しこれを助ける．「乾姜＋甘草」の組合せをもつ方剤としては**人参湯**をはじめ**小青竜湯，苓甘姜味辛夏仁湯，苓姜朮甘湯**などがあり，以下，上焦・中焦・下焦*の作用領域別に示す．

上焦	小青竜湯	乾姜＋甘草 ＋	麻黄，桂枝，細辛，芍薬，半夏，五味子
	苓甘姜味辛夏仁湯	乾姜＋甘草 ＋	細辛，茯苓，半夏，五味子，杏仁
中焦	人参湯	乾姜＋甘草 ＋	人参，白朮
	大建中湯	乾姜 ＋	蜀椒，人参，膠飴
下焦	苓姜朮甘湯	乾姜＋甘草 ＋	白朮，茯苓

＊**上焦**：横隔膜より上部，心肺を含み呼吸をつかさどる．

＊**中焦**：横隔膜から臍までの間，脾胃・肝胆を含み消化をつかさどる．

＊**下焦**：臍から下部，腎膀胱・大腸・小腸を含み排泄をつかさどる．

123

第2部　漢方の基本病態と基本方剤

「乾姜＋甘草」が配合される去寒剤
小青竜湯
（しょうせいりゅうとう）

●「小青竜湯」とはどのような方剤なのか？

［構成生薬］

乾姜，甘草，麻黄，桂枝，芍薬，細辛，五味子，半夏

小青竜湯	麻黄 桂枝 細辛	……発汗解表
	桂枝 細辛 乾姜	……肺を温める作用
	麻黄	……利水・利尿作用
	半夏 五味子 細辛 乾姜	……鎮咳去痰作用 寒湿痰の咳嗽を止める
	麻黄 芍薬 甘草	気管支筋の痙攣緩和 喘息を止める

124

（6）「裏寒」と「人参湯」

　肺を温め水湿を除くため，中医学では「温肺化飲湯」という．発汗解表と温裏利水の二つの作用があり，急性と慢性とでは病態が異なる．

●急性熱病に対する解表剤

　急性熱病には解表方剤として用いる．風寒の作用を受けると発汗が少なくなり，肺や気道，心下の水気が水鼻やクシャミ，咳嗽，喘鳴，薄い寒痰となって噴き出してくると考える．**麻黄・桂枝・細辛**で皮膚の血行を良くし温め，発汗解表して風寒湿を追い出して治す．

●雑病に対する温裏利水剤

　雑病では表証がほとんどなく解表の作用は現れない．喘と咳嗽と寒痰が主で，浮腫や身重がある．**桂枝・細辛・乾姜**が主に体を温めて寒を追い，さらに**麻黄**を配して体内の水湿を利尿によって除く．

　半夏は鎮咳去痰の作用が強く，**五味子・細辛・乾姜**を配して温めて水を除くため寒湿痰の咳嗽によく効く．抗アレルギー作用があり花粉症やアレルギー性鼻炎を治す．

　麻黄・芍薬・甘草は平滑筋の痙攣をよく鎮め，気管支を拡張し喘鳴を除く．気管支喘息や気管支炎に良い．

●「小青竜湯」はどんな病態・疾患に効くのか？

　寒証タイプの上気道炎・下気道炎・気管支炎・気管支喘息・アレルギー性鼻炎・アレルギー性結膜炎・浮腫．

●「小青竜湯」を処方するポイントは？

　浮腫の治療には，**石膏**と**杏仁**を加えると麻黄と組んで利水作用を強めるため，**小青竜湯加杏仁石膏**は**越婢加朮湯**よりも利水作用が大である．急性腎炎，ネフローゼ型腎炎などの浮腫に用いる．寒証には**附子**を加え，熱証には多目の**石膏**を加える．

125

第2部　漢方の基本病態と基本方剤

●「小青竜湯」と「麻黄附子細辛湯」とはどこが違う？

　麻黄附子細辛湯は陽虚の方剤であり，小青竜湯との違いは，感染症では少陰病の時期に用いて適応患者に元気がないという点である．雑病では，くしゃみ，鼻水などの寒証型のアレルギー性鼻炎に虚実や体格などは関係なく効果があるが，胃薬の配合がないため胃弱の者には小青竜湯加附子がよい．普通，寒証タイプの上気道炎ならクシャミと鼻水と咽痛がみられ麻黄附子細辛湯を用いるが，下部気道に炎症が及んで咳と薄い痰が出てくると小青竜湯の適応である．

●「小青竜湯」と「人参湯」とはどこが違う？

　小青竜湯の適応病態は上焦の肺の寒と水滞である．人参湯は中焦脾胃の寒である．即ち小青竜湯の適応病態では水鼻，クシャミと薄い痰が気道から出る．それに対して人参湯の適応病態では唾液，下痢で消化器から出て，尿量は多く利尿に障害はなく，したがって水滞は起こらない．

●「小青竜湯」と「真武湯」とはどこが違う？

　両者共に利水障害と冷えによる水滞がその病態ではあるが，水の溢れるところが違う．小青竜湯は上焦で上水道の故障，真武湯は下焦で下水道の故障のようなものである．小青竜湯とは異なり，真武湯は気虚・陽虚が適応病態なので元気がないのが決め手になる．

●「小青竜湯」と「苓甘姜味辛夏仁湯」とはどこが違う？

　両者の共通点は温裏作用の甘草乾姜湯を基本に細辛を加え，半夏・五味子の鎮咳去痰薬を配合しているところである．苓甘姜味辛夏仁湯には麻黄・桂枝・芍薬がなく茯苓・杏仁が入り，適応に発熱・悪寒・頭痛などの感染症の表証がない．また，心不全による肺水腫に麻黄・桂枝の発表薬を用いると，心不全が悪化し四肢厥冷を来すことがあるので，この場合は苓甘姜味辛夏仁湯を用いる．麻黄を使いにくい人には有用である．茯苓・杏仁・甘草は茯苓杏仁甘草湯で肺の水腫，即ち左心不全の軽症にも用いる．

(6)「裏寒」と「人参湯」

「経絡の中寒」の代表方剤

身体外表部の冷えに適応する去寒剤
五積散
（ご しゃくさん）

●「五積散」とはどのような方剤なのか？

[構成生薬]

蒼朮，厚朴，陳皮，麻黄，桂枝，芍薬，白芷，川芎，半夏，
桔梗，枳殻，茯苓，白朮，乾姜，甘草，当帰，大棗

五積散	当帰・川芎 桂枝・麻黄 白芷	…… 温経・発汗解表・鎮痛作用
	乾姜・甘草	…… お腹を温める
	茯苓・蒼朮 白朮・厚朴	…… 利水作用，下痢を止める
	半夏・陳皮 茯苓・甘草 （二陳湯）	…… 胃カタル・気管支カタルを治す
	枳殻・厚朴 芍薬・甘草 大棗	…… 腸蠕動を調節
	半夏・枳殻 桔梗	…… 鎮咳去痰作用

127

第2部　漢方の基本病態と基本方剤

　五積散は気・血・痰・寒・食の五積を散ずるところから名づけられたが，ほとんどが温剤で寒に対する配慮が強く主に寒湿，すなわち水滞があり冷える者に用いられる．

　当帰・川芎・桂枝・麻黄・白芷は血行を促進し外表を温める温経作用や発汗解表，鎮痛作用がある．

　乾姜・甘草でお腹を温め，**茯苓・蒼朮・白朮・厚朴**は利水作用があり，下痢も止める．

　半夏・陳皮・茯苓・甘草は**二陳湯**であり，胃カタルや気管支カタルを治す．

　枳殻・厚朴・芍薬・甘草・大棗は腸蠕動を調節して腹痛，腹満を治す．

　半夏・枳殻・桔梗は鎮咳去痰作用がある．

●「五積散」はどんな病態・疾患に効くのか？

　発汗解表の感冒薬としても胃腸型の感冒薬としても良く，老人や冷え症の者の感冒にも良い．**麻黄湯**，**葛根湯**などで胃を障害される者にも用いる．また，冷え症の人の胃酸過多には**黄連解毒湯**を少量加えて用いる．

　本方は，生薬の数も多く大風呂敷な処方だが，病態に応じて加減していけば非常に多方面に応用できる．

　夏のクーラーは外から身体を冷やす．これが「経絡の中寒」を誘発する．クーラー病であり五積散が適応する．

　風呂に入るなど温まると楽になり，冷えると悪化する腰痛のファーストチョイスである．腰股攣急(痙攣性疼痛)，頭痛，上肢痛，肩痛，腹痛，下肢痛，お腹が冷えて腹痛・下痢を来すとき等に応用する．

ここに注意！五積散の陣痛促進効果

　五積散には陣痛促進効果があるため，妊娠後期の人への使用には注意が必要である．

128

(6)「裏寒」と「人参湯」

生薬を学ぼう！

桂枝（大熱性）
主作用＝お腹や肺を温める

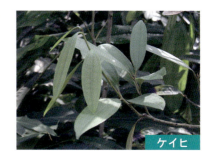
ケイヒ

クスノキ科の樹皮．カプチーノやアップルパイなどの香りづけや，シナモンという名で京都八ッ橋やコカコーラの原料として馴染みがある．**桂枝**と**桂皮**（**肉桂**）の違いは，**桂枝**は若い枝の，**肉桂**は幹（厚い部分）の樹皮である．**桂枝**と**肉桂**について我が国ではあまり区別されないが，生姜が解表薬で乾姜が去寒薬に分類されるように，**桂枝**は解表薬に，**肉桂**は去寒薬に分類される．**広南桂皮**と**桂枝**とは煎液の濃度が違い，桂枝は二分の一以下である．

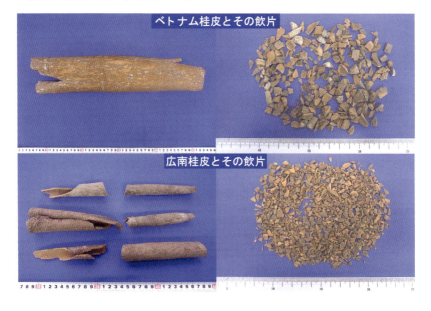

ベトナム桂皮とその飲片

広南桂皮とその飲片

129

第2部　漢方の基本病態と基本方剤

〔薬能〕

皮膚の血行を良くして体を温める作用は強いが，発汗作用は弱いため熱病で悪寒・発熱・身体痛を呈するときには**麻黄**を配して発汗を増強する（処方例＝**麻黄湯**）．悪風して自汗する者には芍薬を配して発汗を抑制する（処方例＝**桂枝湯**）．

雑病では血行を良くして，駆瘀血作用を助ける（処方例＝**桂枝茯苓丸**）．

お腹を温め，四肢を温めて筋肉痛，関節痛，麻痺，しびれなど四肢・頭部の冷えて痛むものを治す．胃腸への直接刺激により嗅覚・味覚を刺激して，胃腸の運動を亢進し，食欲を進め消化を高める反面，胃腸などが寒冷の刺激で痙攣して起きる腹痛を温めて治す（処方例＝**桂枝加芍薬湯**）．

強心利尿作用があり，排尿量・回数の減少，下肢の浮腫等に腎臓の血管や末梢血管を拡張させて，血流を良くして水を尿に出す（処方例＝**五苓散**）．

脳の血流を良くして頭痛・脳貧血・めまいを治す（処方例＝**苓桂朮甘湯**）．

桂皮を試飲してみた！（山本巖）

「私は桂皮を 2g 煎じて服むと，5 分くらいで上半身が温かくなる．顔面などは酒を飲んだように赤くなる．頭の中が膨れるようにフワーと浮いたようになり，フラフラと揺れる．3g 煎じて服むと，頭痛がして，眩暈が廻転性となる．

腹の中や，下半身はあまり温かさを感じない．

顔面・頸部・上肢の伸側から背中にかけて温かくなり，背中がしっとりと汗ばんでくる．20 ～ 30 分位すると，空腹感がおきて低血糖のような体の脱力感がくる．約 1 時間位すると次第にその症状が取れてくる．

このような桂皮の血管拡張作用による症状に対して芍薬の収斂作用，血管収縮，止血作用を利用する．最初から芍薬を合わせるとこの症状は起こらない．また後から芍薬を服むとこれらの症状はすぐに止まる」．

130

ここに注目！

「桂枝がのぼせを下げる」という勘違いに注意

　日本漢方では「桂枝はのぼせを下げる」というが，桂枝はのぼせさせる生薬である．例えば脳貧血のとき，末梢血管が収縮して皮膚が蒼白になり脈拍が速くなり心悸が上昇する状態を「気の上衝」というが，桂枝は脳血流を良くしてこれを改善する．「気の上衝」を「のぼせ」と勘違いして，のぼせるタイプの人に使うと，血管を拡張させるため頭痛や眩暈または出血を起こすことがあるので注意したい．

　鼻血・吐血・喀血などがある陰虚の者には特に注意を要す．この症状は**芍薬**や**牡丹皮**を配合すれば予防できる．

　一方で瘀血による頭痛には，桂枝の配合された**桃核承気湯**や**桂枝茯苓丸**などの駆瘀血剤が有効である．

麻黄（温性）
主作用＝発汗解表，利水，鎮咳

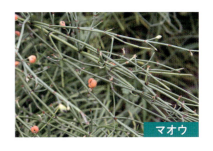
マオウ

　マオウ科の地上茎．黄緑色でやや舌を麻痺させるのが名前の由来．成分のエフェドリンは交感神経興奮作用のため，スポーツのドーピング検査では禁止薬である．麻黄根は麻黄とは反対に止汗作用がある．

〔薬能〕

　熱病には体を温めて発汗解表作用があり，悪寒，発熱，脈浮緊，頭痛，肩こり，関節痛などを発汗解表して治療する．**桂枝**，**乾姜**，**細辛**などと合わせて発汗作用を強くする．主に表寒実証といって，病邪が皮膚に充実し，強く発汗しないと追い出せない状態に用いる．

131

熱証には**石膏**，**蒼朮**などを配合して滲出性炎症性の浮腫を治す（処方例＝**越婢加朮湯**）．麻黄も石膏と配合すれば汗を止めて利尿する．

雑病には体の過剰な水分，関節の水腫，気道粘膜の浮腫や痰を除く．

寒証には**附子・細辛**と配合して，抗アレルギー作用がある．

麻黄は**甘草**と配合して，気管支の平滑筋の痙攣を制するため気管支喘息にも用いられる．痙攣性の続けて咳込む咳嗽や呼吸困難には，気管支拡張作用と鎮咳作用がある．

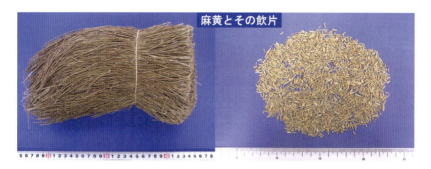
麻黄とその飲片

麻黄の使用はここに注意！

麻黄は発熱状態でなくても発汗することがあり，汗の出やすい人，暑い時期には発汗過多に注意する．また，交感神経興奮作用のため，心悸亢進，頭が冴えて眠れない，尿が出にくいなどの症状を訴える者がある．そして胃を傷害し食欲が低下することもあるため，これらは常に意識しておきたい．特に新しい麻黄では，先に麻黄だけを煎じ泡沫を除いて使用する．**芍薬**，**甘草**がこれらを防止，または軽減する．

●去寒薬は他にどんなものがある？

臓腑を温め腹痛・下痢・嘔吐を止める温裏去寒薬の代表が既述した**乾姜・肉桂**で，**呉茱萸・附子・蜀椒**なども用いられる．後世になって**延胡索**・小

茴香・高良姜なども使用するようになった.

経絡を温めて寒邪を除く温経散寒薬としては既述の**当帰・川芎・桂枝・麻黄**のほか**細辛・附子**などがあり，主として四肢・外表の血行を良くして外表部を温める.

去寒薬	
温裏去寒薬	乾姜・肉桂・呉茱萸・附子・蜀椒・延胡索・小茴香・高良姜
温経散寒薬	当帰・川芎・桂枝・麻黄・細辛・附子

「人参湯が効く下痢」と「真武湯が効く下痢」

人参湯が効く下痢も真武湯が効く下痢も共に冷えに起因する下痢である．鑑別ポイントとしては，真武湯証の下痢は利尿機能の異常と共に冷えにより発汗も少ないために水滞が起こる．そのため水分の多い下痢をする．便意を催すと長く我慢ができない．また，水滞があるため四肢が重だるいなどの症状があり，口渇は起こらない.

それに対し人参湯証の下痢は，冷えによる腸管の蠕動亢進のために便の水分は少なくベタベタの鴨溏で，五苓散や真武湯のような水様便にはあまりならない．また利尿機能に異常がないから，冷えると尿量が増加し薄い色の尿が多量に出る.

一口でいうと排尿量・回数が少なければ真武湯，排尿量が多ければ人参湯である．さらに注意点として，急性下痢・腹痛のときの人参湯や真武湯は，正気(体力)の虚実や体型が太い・細いなどとは無関係であり，専ら冷えが原因によって起こるときに用いる.

人参湯	冷えに起因する下痢	排尿量多い（利水障害なし）
真武湯		排尿量・回数少ない（利水障害）

133

第2部　漢方の基本病態と基本方剤

症例 ……しもやけ（自験例）

　しもやけは凍瘡といい凍傷とは異なり，6℃位でも発生する人もいる．しもやけになる者には末梢循環に変化を来しやすい体質的素因がある．寒くなると主として細静脈の血管が拡張し，血流が緩徐になるため鬱血が起こる．血流は停止し後からくる血液の漏出により浮腫になる．静脈に血栓ができると外から触れることができるがこれを俗に「しもやけの種」と呼ぶ．寒冷の環境では動脈の血行も悪いため自覚症状がなくても，暖まると動脈側の血行が良くなり血栓のある静脈の末梢ではうっ血はさらにひどくなり血管はますます拡張する．そして血液成分が漏出して浮腫は，しもやけの種（血栓）を中心にして腫れ上がる．このため痒みを自覚するのである．

　しもやけは樽型と多形滲出性紅斑型とに分類される．このようにしもやけは低温に反応して血栓を作る瘀血体質の者がなる．

＊

　著者も母親ゆずりの重症のしもやけがあり，毎年秋口の10月から春先までは耐え難く，手はグローブのように腫れて，足もパンパンで靴は入らなかった．血豆もできて歩くのも難儀したものである．幼稚園の頃から大学卒業まで4件の病院でも効なく，ありとあらゆる民間療法でも治らなかった．

　漢方に没頭していると自身の病気はチャンス，と思うことがよくある．まずは簡単なエキス剤を服用してみることにした．

　症状のある冬場には，動脈の流れを良くし温める**当帰四逆加呉茱萸生姜湯**で症状は改善され，時にそれだけで治る軽症の者もいるが，多くは活血・駆瘀血しないと治らない．

　そこで夏場は駆瘀血剤の服用1年であっさり治ってしまった．しもやけは寒証であるが瘀血がある．

134

（7）「実熱」と「黄連解毒湯」

漢方の基本病態と基本方剤（7）
「実熱」と「黄連解毒湯」

p.14	気虚	四君子湯	人参	白朮	茯苓	甘草	
p.36	気滞	四逆散	柴胡	枳実	芍薬	甘草	
	気鬱	半夏厚朴湯	半夏	厚朴	生姜	茯苓	蘇葉
p.59	血虚	四物湯	地黄	当帰	芍薬	川芎	
p.77	瘀血	桂枝茯苓丸	桂枝	茯苓	牡丹皮	桃仁	芍薬
p.95	水湿	四苓散	白朮	茯苓	沢瀉	猪苓	
p.116	裏寒	人参湯	人参	乾姜	甘草	白朮	
▶	実熱	黄連解毒湯	黄連	黄芩	黄柏	山梔子	

135

第2部　漢方の基本病態と基本方剤

●「熱証」とはどのような病態なのか？

　漢方では，熱の概念を「発熱」と「熱証」とに分ける．

　発熱があっても感染症の初期で悪風・悪寒があれば，熱証ではなく寒証と判断して，むしろ温めて体温を上げ発汗させて治す．解熱剤を用いて熱を下げるのは，悪寒や悪風などの表証がなくなってからである．

> 　「熱証」には必ずしも発熱を伴わない．また炎症を起こしやすい体質を認識する．また自律神経や脳の興奮による充血性の症状も「熱証」として捉える．

●熱証には「実熱」と「虚熱」とがある！

実熱とは？

　熱状が顕著で，一般に感染症による全身性の熱病，および局所の炎症を指す．発赤，充血，腫脹，灼熱感，疼痛等の炎症症状が激しく，化膿し，熱産生亢進による発汗などで体内の水分が喪失し，フェーン現象の如く口や舌は乾燥し舌苔は乾いて黄色を帯び口臭も強い．尿は色濃く量少なく，大便は硬く秘結することが多い．精神的興奮も含む．この実熱に対する基本方剤として**黄連解毒湯**や**白虎加人参湯**がある．

虚熱とは？

　陰虚，すなわち物質や陰液（体内水分）の不足による熱と考える．発熱，充血，腫脹，疼痛などの炎症症状が著明でなくても，反復して再発を繰り返し慢性に経過して治らない．重要なのは体質的内因であり，ことに陰虚の者は少しの外因でも炎症を起こしやすく，慢性化しやすい．新陳代謝が高く痩せ型で皮膚は赤く体温も高く，多く食べても太らない．血虚＋熱である．

136

（7）「実熱」と「黄連解毒湯」

難治性疾患の多くの病態に慢性炎症がある！

　世相が変われば病相も変わる．原因不明で治療法も確立されていない疾患は多い．医療費助成の対象となる難病指定疾患の種類は 2009 年には 56 から大幅に増え 110 になり，2015 年には 306 になった．その人数も 4 年前の 78 万人から倍増して 150 万人になっている．

　これらの中でも多数を占める自己免疫疾患をはじめ，難治性疾患のほとんどの病態には慢性炎症が絡んでいる．駆瘀血と共にこの慢性炎症を治すことが重要である．また慢性中耳炎，慢性副鼻腔炎，歯槽膿漏などの慢性炎症に対しても抗生物質の効かないケースが案外多く，外科療法にしても上手く治らない者が多い．

漢方の清熱剤は西洋薬の抗炎症剤とどこが違う？

　石油から合成された西洋薬の基本は「クスリには副作用はあるという前提で，その副作用を上回る利益があるときに用いるのがクスリである」．したがって，SLE（全身性エリテマトーデス）や急性の激しい炎症に対してステロイドは有用であり，化膿性疾患に抗生物質を使うのも合理的である．しかし病態の改善に至らないことも多いため，長期に連用されたり，炎症を抑える力が強いために返って気軽に乱用されて不利益が生じているケースは多い．

　ステロイドを始めとする免疫抑制剤や近年の生物学的製剤ほど炎症を強力に抑える生薬はない．しかし，西洋薬と比べ漢方の清熱剤は多彩であり，直接的な清熱剤もあるが，強い炎症による水分枯渇状態を潤す滋陰剤や，充血・鬱血を流し去る清熱涼血剤などもあり，病態を改善して行くのである．このような作用は西洋薬にはないため，漢方を導入すれば，病態は改善され副作用も減りステロイドの減量も可能になるため，西洋医学でもこれらの漢方薬を積極的に取り入れる方が望ましい．

137

第2部　漢方の基本病態と基本方剤

しかし漢方は体温計もない時代の医学であり病態把握が正確ではない．そこで西洋医学的病態診断を導入し，病態をさらに漢方的に亜分類した上で漢方薬を用いれば，慢性炎症に対しても西洋医学にはない効果が得られる．

●「黄連解毒湯」とはどのような方剤なのか？

[構成生薬]
黄連，黄芩，黄柏，山梔子

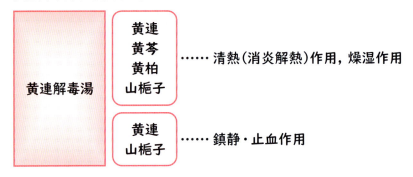

黄連解毒湯のすべての生薬の性は寒であり，消炎解熱の作用が強い．本方の三大作用は消炎解熱作用，鎮静作用，止血作用である．

黄連・黄芩・黄柏・山梔子は，清熱の作用と同時に体内の湿を燥かす燥湿の働きがあり，炎症の浮腫を除き湿熱を去る．

●「黄連解毒湯」はどのような病態・疾患に効くのか？

消炎解熱剤として，膀胱炎，腎盂炎など尿路感染症などによる高熱，炎症の治療に用いる．炎症性の黄疸に**茵蔯蒿**を加えて用いる．また化膿性炎症や日光皮膚炎，皮膚掻痒症，皮膚の充血性の炎症に用いる．

鎮静作用は**黄連・山梔子**にあり，不眠，イライラ，ノイローゼなどでのぼせて顔色が赤く，結膜が充血し血走った眼の者に用いる．

止血剤としては，炎症や動脈側の充血を抑制し，細動脈の血管を収縮さ

(7)「実熱」と「黄連解毒湯」

せて止血する．**四物湯**などの止血剤と配合して用いる．

その他胃酸の分泌を抑え，ピロリ菌の除菌作用もあるとされ，胃粘膜の充血・出血・びらんを伴う場合に用いる．

●「黄連解毒湯」を処方するポイントは？

急性病以外，**黄連解毒湯**や**三黄瀉心湯**（黄連・黄芩・大黄）などはそのままの単方として用いることはなく，日常使用する処方に配合または加えて用いる．

湿熱のある場合には良いが，体内に湿がなく燥熱の場合には良くない．そこで同じ消炎の作用があっても，水分を貯える作用のある清熱涼血薬や滋陰薬，補血薬などの薬物を組み合わせて拮抗させるのである．出血のある場合は止血作用もあるのでちょうど良く，また局所の炎症では消炎の意味で清熱涼血薬などを配合する．例えば，黄連と乾地黄の配合を中医学では「火を瀉して陰を傷らず」といい，方剤では**黄連解毒湯**に**四物湯**を加える例に似ている．

生薬を学ぼう！

黄連（寒性）
主作用＝消炎解熱（清熱燥湿），鎮静，止血作用

キンポウゲ科の根茎．苦味の強いものが良品．名前の由来は，その根が珠の連なる形状で色が黄色だったからといわれている．

〔薬能〕

黄連の三大作用として，消炎解熱作用，鎮静作用，止血作用がある．

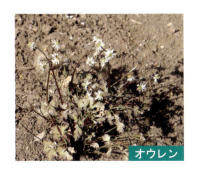
オウレン

139

臓器や局所・全身の炎症，ことに眼・舌・口内・歯牙・歯周や頭部などの身体上部の炎症に用いる．また充血性炎症を抑える作用があり，皮膚の炎症，化膿性炎症に用いる．

H_2ブロッカーやプロトンポンプインヒビターは，胃酸をよく抑えても中止すると胃酸過多に戻るが，黄連は胃酸の分泌をよく抑え，ある程度続けると中止しても胃酸過多には戻らない（処方例＝**半夏瀉心湯**）．

胃粘膜の充血や炎症を治し，細菌性の下痢・腸炎を治す．

鎮静作用としては，脳の充血による精神興奮を鎮め，不眠・イライラ・ノイローゼなどに用いる．若年型高血圧症にも用いられる．

止血作用としては，炎症や動脈の充血を抑制し細動脈側の血管を収縮さ

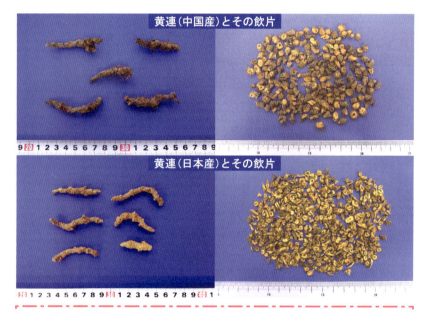

ここに注意！「黄連」の使用量

黄連に対する感受性の差は大きいため使用量には注意したい．

黄連服用による腹中冷感，もたれ感，下痢などのときは**呉茱萸湯**で治す．また事前に**呉茱萸**や**乾姜**または**桂枝**や**木香**などを配合する．

せて止血する．特に身体上部の止血には黄連が良く，血腫の駆瘀血には**大黄**が黄連より優れている．また内出血の場合，出血した血液が貯まっているのを除くときには**大黄**を加え冷服がよい．

黄芩（寒性）
主作用＝消炎解熱（清熱燥湿），止血作用

和名コガネバナ，シソ科の根．折面も黄色でわずかに苦い．花の色は紫紅色だが根が黄色であるためコガネバナの名前になった．

〔薬能〕

黄芩は消炎解熱作用と止血作用がある．

発熱性疾患で消炎解熱する時期（少陽病期）に用いるが，肺熱を冷ますとされ，気管支炎，肺炎など咳嗽・喀痰のある炎症に良い（処方例＝**小柴胡湯**）．

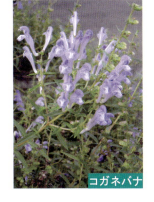

細菌性下痢，湿熱下痢にも適し，腸炎で腹痛，裏急後重のある者を治す．

止血作用は，細動脈を収縮して充血を取り止血するため血尿，血便，高血圧に用いる．

また流産を防止する安胎作用があり，切迫流産で熱証を伴うものに対して妊娠中に用いる処方に配合される．

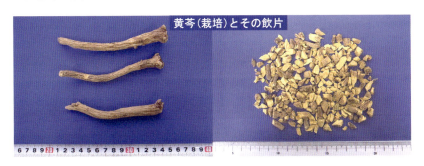

第2部　漢方の基本病態と基本方剤

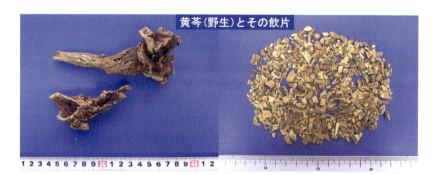

黄柏（寒性）
主作用＝消炎解熱（清熱燥湿），清虚熱

和名キハダ，ミカン科の樹皮．皮の厚い深黄色の苦いものが良い．陀羅尼助，ストッパやワカ末®錠など下痢止めの家伝薬や湿布などの外用薬に使用される．

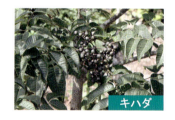

〔薬能〕

　消炎解熱作用があり陰虚の発熱を冷ます．したがって足がほてり熱くて眠れず，腰や下肢がだるく痛むのを治す（処方例＝**知柏地黄丸**）．

　湿熱による黄疸を治す．また下焦（腎・膀胱・大腸・小腸）の湿熱を清す．

　抗菌，消炎作用があり腸炎，下痢膿血便，腹痛，裏急後重に用いる．

　皮膚疾患に対しては収斂作用があり局所の充血を軽減させ，外用すると皮下出血・充血の吸収を速やかにする（処方例＝**中黄膏**）．

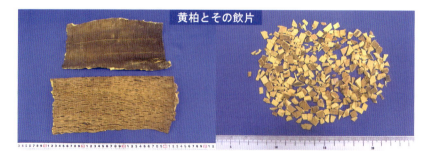

山梔子（寒性）
主作用＝消炎解熱（清熱燥湿），鎮静，止血作用

和名クチナシ，アカネ科の果実．果実の口が開かないからクチナシといわれている．栗きんとんやたくわんの色づけなど染料として親しまれてきた．水溶性成分で黄色，アルコール抽出で赤色，酵素分解で青色の色素が抽出できるカラフルな生薬．

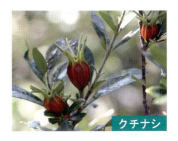
クチナシ

〔薬能〕

　山梔子の三大作用として，消炎解熱作用，鎮静作用，止血作用がある．

　清熱の力が強く種々の炎症に用いられる．特に腎盂炎，膀胱炎など尿路の炎症や，湿熱の黄疸(利胆作用がある)，肝炎，肝膿瘍，食道炎や胃炎，皮膚炎，湿疹の充血，熱にも用いられる（処方例＝**黄連解毒湯**）．

　排尿量と回数が少なく，血淋といって渋痛や血尿を伴う膀胱炎や尿道炎などに用いる（処方例＝**五淋散**）．

　鎮静作用としては心胸部の煩熱を除くといわれ，黄連を配して怒りや興奮，心煩，不安を鎮めイライラや不眠にも用いる．

　止血作用は，炎症性充血を抑え動脈性の血管を収縮して止血する．**黄連**を配して，血熱の鼻出血や吐血，喀血，血尿，性器出血などにも用いる．結膜の充血に使用すると結膜の血管を収縮させて充血を治す．

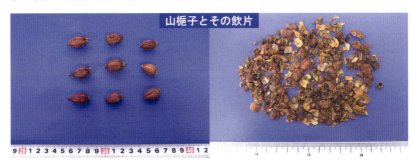
山梔子とその飲片

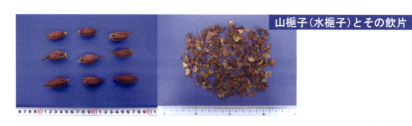
山梔子（水梔子）とその飲片

黄連の薬効はベルベリンと無関係では？（山本巖）

　「黄連，黄芩，大黄の各々を沸騰した湯で振り出してみました．黄連を溶かすとすごく黄色くて透明で最も苦く，その味は長くあとまで残った．黄芩は煎茶位の苦味しかない．大黄は渋かった．ですから三つ入る三黄瀉心湯はものすごく苦いと思い，作って服んでみると違うんですね．三黄瀉心湯は苦くないんです．

　漢文をやっておられる先生方に，『三黄瀉心湯は苦いか』と質問すると『苦い』と答えられる．『黄連単味の浸出液と三黄瀉心湯のどちらが苦いか』と尋ねると，三黄瀉心湯の方が苦いと思っておられる方も割合に多い．

　黄連と甘草を合わせて煎じると苦味は少なくなるが，このときの沈澱は水でうすめると溶けるようで，あまり強い結合ではなさそうだ．大黄と黄連の浸出液を混合すると，サーッと濁って沈澱が生じた．この沈澱物は人工胃液とか腸液ぐらいでは全く溶けない．そして苦味はなくなる．したがってあれを服んでもお腹の中では変化しないでそのまま便に出るんです．ですから黄連の鎮静作用はベルベリンではないと思うんです．黄連の苦味が効くのではない．ベルベリンという成分は腸炎の場合に有効だが，鎮静，止血，解熱，その他の消炎にはあまり関係なく，残りの中に鎮静作用のある物質があると考えている．黄柏でも黄連でもいっしょですが，ベルベリンというのは，腸から吸収されないし吸収しても脳の血液関門を通らないんですね．

　ベルベリンを一生懸命に定量しているというけれども，見当違いをやっていると思うんです．違うものを定量している」．

(7)「実熱」と「黄連解毒湯」

●清熱薬には他にどんなものがある？

清熱薬は，その清熱作用の特徴により「**清熱瀉火薬**」，「**清熱解毒薬**」，「**清熱涼血薬**」に分類され，既述の薬物を含めて以下に示すようなものがある．

●清熱瀉火薬とは？

解熱作用があり，陽明病（『傷寒論』の熱病の極期で高熱を発し口渇，便秘などの症候を呈する時期の病態）や温病（発熱性の急性伝染病）に用いる抗炎症性の薬物のことをいう．

既述の**黄連**，**黄芩**，**黄柏**，**山梔子**の他に**石膏**，**竹葉**，**知母**，**竜胆**などがある．

●清熱解毒薬とは？

主として化膿性炎症に用いる薬物のことをいう．

金銀花，**連翹**，**蒲公英**，**紫花地丁**，**板藍根**，**大青葉**などがある．

●清熱涼血薬とは？

主として出血性炎症に用いる薬物のことをいう．慢性炎症に広く用いる．

既述の**乾地黄**，**牡丹皮**のほかに**玄参**，**紫根**などがある．

	清熱瀉火	黄連，黄芩，黄柏，山梔子，石膏，竹葉，知母，竜胆
清熱薬	清熱解毒	金銀花，連翹，蒲公英，紫花地丁，板藍根，大青葉
	清熱涼血	乾地黄，牡丹皮，玄参，紫根

145

第2部　漢方の基本病態と基本方剤

黄連解毒湯　の構成要素＝　**黄連＋黄芩**

消炎・鎮静・止血・制酸に効く
●「黄連＋黄芩」の組合せを覚えよう！

　黄連は，脳の充血による精神興奮を鎮静し，易怒，イライラ，興奮，不眠を治す．降圧作用があり，細動脈を収縮して止血する作用もある．

　黄芩は，黄連を助けて鎮静，止血，降圧に働く．

　「黄連＋黄芩」は消炎剤として幅広く用いられ，顔面紅潮，鼻出血，結膜充血して血圧の高い者や，のぼせ，頭痛する者に用いる．脳出血の予防にもなる．健胃作用（制酸作用）があり心下の痞を治す．

　「黄連＋黄芩」の組合せが配合される方剤としては**黄連解毒湯**をはじめ，**三黄瀉心湯**，**温清飲**，**半夏瀉心湯**などがある．

黄連解毒湯	黄連＋黄芩 ＋	黄柏，山梔子
三黄瀉心湯	黄連＋黄芩 ＋	大黄
温清飲	黄連＋黄芩 ＋	黄柏，山梔子，当帰，川芎，芍薬，地黄
半夏瀉心湯	黄連＋黄芩 ＋	半夏，乾姜，人参，大棗，甘草

(7)「実熱」と「黄連解毒湯」

「黄連+黄芩」が配合される清熱剤
半夏瀉心湯
（はんげしゃしんとう）

●「半夏瀉心湯」とはどのような方剤なのか？

[構成生薬]
黄連（おうれん），黄芩（おうごん），半夏（はんげ），乾姜（かんきょう），人参（にんじん），大棗（たいそう），甘草（かんぞう）

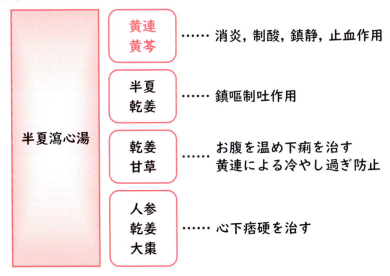

半夏・乾姜は鎮嘔制吐作用．

乾姜・甘草はお腹を温め，腸鳴，下痢を治す（黄連の冷やし過ぎ防止）．

人参・乾姜・大棗は心下痞硬（しんかひこう）を治す．「痞」というのは自覚的な痞塞感，膨満感である．

●「半夏瀉心湯」はどのような病態・疾患に効くのか？

胃腸炎，胃十二指腸潰瘍，アフタ性口内炎，吃逆，神経性胃炎などに用いられる．

黄連解毒湯 に並ぶ実熱の代表方剤

「知母＋石膏」が配合される清熱剤
白虎加人参湯
（びゃっこかにんじんとう）

●「白虎加人参湯」とはどのような方剤なのか？

[構成生薬]

知母, 石膏, 人参, 粳米, 甘草

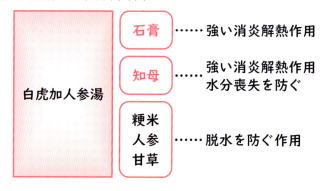

石膏は消炎解熱作用が強く，知母は強い消炎解熱作用と同時に，発汗等による水分の消失を防ぐ作用もある．消炎解熱作用が強い．

主薬の石膏と知母を用いて解熱し，粳米と甘草さらに人参を加えて脱水に対して配慮している．この点が石膏と麻黄の組み合わせで水を除く越婢湯との違いである．喩えていうなら白虎加人参湯は消防車に似ている．

●「白虎加人参湯」はどのような病態・疾患に効くのか？

高熱が下がらず熱く，発汗は多量で口は渇き，水を牛飲しても焼け石に水で口の渇きが止まらない者に有効である．

（7）「実熱」と「黄連解毒湯」

熱証 に対する漢方治療のまとめ

　熱証に対する漢方治療の概要を参考までに記しておきたい．詳細は序文に挙げた山本巌関連書籍を参照されたい．

❶「実熱」にはどのような薬物を用いる？

　「実熱」治療の主薬は消炎作用のある清熱薬で，病態によって「清熱瀉火薬」，「清熱解毒薬」，「清熱涼血薬」を使い分ける．

●陽明病や温病

　陽明病（『傷寒論』の熱病の極期で高熱を発し口渇，便秘などの症候を呈する時期の病態）や温病（発熱性の急性伝染病）などに対しては，抗炎症性の薬物である黄連，黄芩，黄柏，山梔子，石膏，竹葉，知母，竜胆などの清熱瀉火薬を用いる．

●化膿性炎症

　化膿性炎症に対しては，金銀花，連翹，蒲公英，紫花地丁，板藍根，大青葉などの清熱解毒薬を用いる．

●出血性炎症・慢性炎症

　出血性炎症や慢性炎症にに対しては乾地黄，牡丹皮，玄参，紫根などの清熱涼血薬を用いる．

❷「虚熱」にはどのような薬物を用いる？

　「虚熱」に対しては補陰（滋陰）の薬物を多く用いる．これによって陰虚体質による虚火・虚熱を抑える．すなわち新陳代謝を抑制して熱の産生を低下させ，体内に水分を貯えて脱水を防ぐのである．

●虚熱に実熱を伴えば

　慢性炎症は虚熱の状態に実熱を伴っていることも多いため，体を潤して

149

第2部　漢方の基本病態と基本方剤

補う補陰薬と同時に炎症を抑える清熱薬を用いる.

●炎症に瘀血を伴えば

炎症が瘀血をつくり瘀血が炎症をつくる. 夜になって痛みや炎症症状が強くなるのは，静脈性の鬱血傾向のある瘀血体質が多い. これには当帰，桃仁，丹参，紅花などの活血・駆瘀血薬を配合する.

●気虚・陽虚体質者ならば

気虚・陽虚の体質の者には補気薬，補陽薬に清熱薬を配合し治療する.

❸「局所性炎症」にはどのような薬物を用いる？

●炎症による発赤・熱感ならば

細動脈の拡張，動脈血の増加による充血であり，充血性紅斑には黄連，黄芩，山梔子などの清熱解毒薬を用いる.

●滲出性炎症ならば

細静脈から漿液性の浸出液が出る滲出性炎症に対しては，清熱瀉火薬の石膏に利水薬の麻黄を配合して治療する.

●化膿性炎症ならば

化膿菌の感染による多核白血球が浸潤する化膿性炎症には，金銀花，連翹，蒲公英のような抗化膿性の清熱解毒薬を用いる. 石膏や薏苡仁も化膿性炎症によく効く. あるいは黄連解毒湯などを配合して治療する.

●炎症に伴う皮膚の出血ならば

血熱と捉えて，血熱を冷ます乾地黄，牡丹皮，赤芍，玄参，紫根などの抗炎症止血作用のある清熱涼血薬を用いる. 例えば炎症を治す黄連解毒湯に止血作用の四物湯などを合方して用いる.

❹「増殖性炎症」にはどのような薬物を用いる？

炎症が慢性化すると間葉系細胞の反応が起こる. これには乾地黄，牡丹皮，玄参などの清熱涼血薬に桃仁，紅花，蘇木などの駆瘀血薬を加えて用いる.

150

(7)「実熱」と「黄連解毒湯」

熱証 に対する漢方治療の概要

実熱	陽明病（熱病の極期）温病（発熱性急性伝染病）	黄連，黄芩，黄柏，山梔子，石膏，竹葉，知母，竜胆など
	化膿性炎症	金銀花，連翹，蒲公英，紫花地丁，板藍根，大青葉など
	出血性炎症	乾地黄，牡丹皮，玄参，紫根など
虚熱	実熱伴う	補陰薬 + 清熱薬
	瘀血を伴う	補陰薬 + 活血・駆瘀血薬
	気虚・陽虚体質	補気・補陽薬 + 清熱薬
局所性炎症	発赤・熱感	黄連，黄芩，山梔子など
	滲出性炎症	石膏 + 麻黄
	化膿性炎症	金銀花，連翹，蒲公英，石膏，薏苡仁（+ 黄連解毒湯）
	炎症に伴う皮膚出血	乾地黄，牡丹皮，玄参，紫根などあるいは温清飲（黄連解毒湯 + 四物湯）
増殖性炎症		乾地黄，牡丹皮，玄参など + 桃仁，紅花，蘇木など

151

第2部　漢方の基本病態と基本方剤

「出血治療」と漢方方剤

　出血は部位の違いがあっても原因別に分類すれば治療法が明確になる．すなわち「**熱**」と「**虚**」と「**瘀血**」である．虚は「**気虚**」と「**血虚**」にさらに分ける．気虚の出血は**四君子湯**に加減して方剤を作る．血虚は**四物湯**に加減し，熱による出血は**黄連解毒湯**に加減し，瘀血の出血には**駆瘀血剤**を用いる．しかし，臨床では単独の原因よりも幾つかの原因が複合して出血することが多い．

　出血については『東医雑録』(1) p.468 ～ 572 に詳しい．

「こころ」の病態鑑別と漢方方剤

　黄連解毒湯類の適応者は，精神興奮して怒ると脳充血もあり赤くなる．**抑肝散**(柴胡・茯苓・白朮・甘草・当帰・川芎・釣藤鈎) の適応者は癇癪持ちでよく腹を立て，怒ると末梢血管が収縮し顔色が蒼白くなる．注射針を刺してもあまり出血しない．

　加味逍遙散は抑肝散と類似性のある方剤だが，のぼせて上気し顔や眼が赤くなり頭痛，ときどき鼻出血など出血をみる．だから加味逍遙散は川芎を除き芍薬を加えている．末梢血管の収縮で蒼白い抑肝散とは異なる．

　また，思慮深過ぎて脾を傷る，とされる**加味帰脾湯**(四君子湯＋黄耆・木香・酸棗仁・竜眼肉・当帰・遠志・柴胡・山梔子) は，その場でパッと怒ることは少なく，少し間を置いてからジワジワと怒りがこみあげてくる傾向にある，かなりの心配性だが理知的ともいえる．

　このような**七情**(怒・喜・思・憂・悲・恐・驚の七つの情緒変化) といわれる反応の仕方においても，対応可能な漢方方剤は数々あるので味わい深い．**甘麦大棗湯**，**温胆湯**，**半夏厚朴湯**，**香蘇散**，**竜骨・牡蛎**配合方剤，**四逆散**，**柴胡桂枝乾姜湯**など，このあたりの方剤の「こころ」の状態の病態鑑別についても深く吟味されたい．

(7)「実熱」と「黄連解毒湯」

一貫堂医学 「解毒証体質」と「臓毒証体質」

●「一貫堂医学」とは？

森道伯が創生した一貫堂医学は，体質的分類（三大証分類）という弁証とそれに対する五つの方剤により論治（治療）する，今までに全くなかった医学である．

山本巌は，一貫堂の処方が非常によく効くため多用したが，一貫堂の考え方，真意を理解したうえで一貫堂とは異なる使い方もした．

すなわち一貫堂の方剤が改善する病態や体質を，西洋医学の目を通して理論的に使用した．山本巌は次のように書き記した．

「私も一貫堂を知る以前に，フクロー型，ヒバリ型の体質分類なども行ったが，私は瘀血・解毒・臓毒の三大体質がすべてだとは思わない．

もし森道伯先生が長生きされたなら，この体質的分類を進めて五大証，十大証と進んだかもしれない．人間の体質もいろいろと数多くあり典型的なものからいろんなバリエーションがある．森先生の亡き後，私達が受け継いで更に発展させるべき課題であろう」と．

三大証とは**瘀血証体質**，**解毒証体質**，**臓毒証体質**をいう．

五方とはそれぞれ，瘀血証体質の**通導散**と，解毒証体質の**柴胡清肝散・荊芥連翹湯・竜胆瀉肝湯**，そして臓毒証体質の**防風通聖散**である．

瘀血証体質に対する通導散についてはすでに述べたので，ここでは解毒証体質と臓毒証体質についての概略を記したい．

●「解毒証体質」とは？

森道伯が結核に罹りやすい体質の者を解毒体質と名づけた．炎症を「熱」と呼び，化膿性炎症が「熱毒」で，これを治療するのが清熱解毒である．解毒証，解毒体質の名の由来はそこにあると考える．

153

第 2 部　漢方の基本病態と基本方剤

> 体質的に炎症を起こし易く，また慢性化しやすい．痩せ型が多く，色は浅黒く皮膚は粗であり，筋肉質で腹筋の緊張が強く，くすぐったがりである．

●「解毒証体質」に適応する方剤は？

　柴胡清肝散（柴胡清肝湯ともいう）・荊芥連翹湯・竜胆瀉肝湯の三つの方剤がある．いずれも四物黄連解毒湯をベースに体質を改善し結核を予防する目的で創った処方である．四物黄連解毒湯の四物とは四物湯のことであり，それと黄連解毒湯に甘草・柴胡・連翹を加味して合方した方剤，つまり四物黄連解毒湯とは温清飲加柴胡・連翹・甘草のことである．

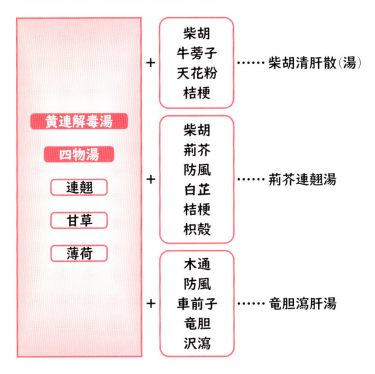

154

（7）「実熱」と「黄連解毒湯」

解毒証体質者は年齢によって化膿性炎症の起きる部位が異なり，対する処方を次の三種に分類して慢性炎症性疾患に用いる．

柴胡清肝散（湯）

［構成生薬］

黄連，黄芩，黄柏，山梔子，当帰，川芎，芍薬，地黄，柴胡，連翹，炙甘草，薄荷，牛蒡子，天花粉，桔梗

● 主に幼少期に使われ，小児の扁桃炎やリンパ節炎などに用いる．滋潤作用を強化している．

温清飲	+	柴胡，連翹，炙甘草，薄荷，牛蒡子，天花粉，桔梗

荊芥連翹湯

［構成生薬］

黄連，黄芩，黄柏，山梔子，当帰，川芎，芍薬，地黄，柴胡，連翹，甘草，薄荷，荊芥，防風，白芷，桔梗，枳殻

● 主に青年期に使われ，鼻炎，副鼻腔炎，痤瘡などに用いる．解表作用を強化している．

温清飲	+	柴胡，連翹，甘草，薄荷，荊芥，防風，白芷，桔梗，枳殻

竜胆瀉肝湯

［構成生薬］

黄連，黄芩，黄柏，山梔子，当帰，川芎，芍薬，地黄，連翹，甘草，薄荷，木通，防風，車前子，竜胆，沢瀉

● 主に成人期に使われ，泌尿生殖器系の炎症に用いられる場合が多い．利水作用を強化している．

温清飲	+	連翹，甘草，薄荷，木通，防風，車前子，竜胆，沢瀉

155

第2部　漢方の基本病態と基本方剤

ただし，実際には必ずしも以上の用薬分類にこだわる必要はない．

「荊芥連翹湯は表に発し，柴胡清肝散は中に和し，竜胆瀉肝湯は下に利す」
といわれる．

●「臓毒証体質」とは？

　一般に臓毒とは直腸癌を指すが，一貫堂の臓毒とは風毒，食毒，水毒，
梅毒のことを指す．そして臓毒体質とは卒中体質のことである．

　若いときは頑健で丈夫だが，中年以後，高血圧，動脈硬化，脳卒中にな
る体質である．こうした内因的体質をもち，高タンパク，高脂肪の食品や
アルコール飲料などの過食の結果，食毒により肥満，高脂血症，高尿酸血
症，糖尿病，脂肪肝，動脈硬化（冠動脈，脳動脈），高血圧症，狭心症，心
筋梗塞などの生活習慣病になる体質である．

●「臓毒証体質」に適応する方剤は？

　防風通聖散である．本方は一貫堂の臓毒体質の改善剤として用いる．

　防風通聖散は脳出血の方剤ではなく，消炎解熱の薬物を配合してつくら
れた熱病の方剤である．ところが一貫堂医学では臓毒ならびに臓毒体質の
改善に本方が用いられる．臓毒体質とは肥満卒中体質といわれ，脳出血の
予防や治療に本方が用いられてきた．これらのことが世の医を迷わせ，本
方を捉えどころに苦しむ方剤にせしめている．

●「防風通聖散」とはどのような方剤なのか？

［構成生薬］

麻黄，防風，薄荷，荊芥，連翹，山梔子，黄芩，滑石，大黄，芒硝，石膏，
桔梗，甘草，当帰，川芎，芍薬，生姜

　上焦・中焦・下焦の裏の三焦の実熱を瀉す配合で，これに表の熱邪を排

156

(7)「実熱」と「黄連解毒湯」

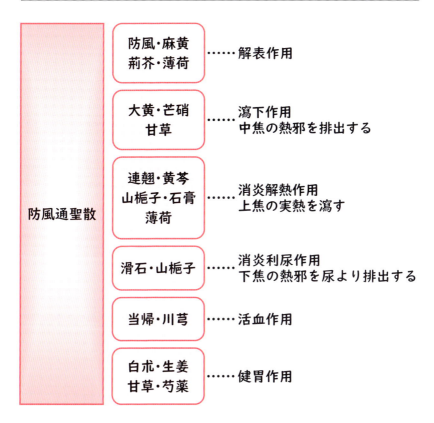

出する防風・麻黄・荊芥・薄荷などが配合されて頭面や皮膚の表証を治す．そのため発表攻裏する方剤ともいわれる．

　一貫堂医学ではこの臓毒（そのほとんどが食毒）に対し防風通聖散を用いて発汗や利尿，瀉下によって除去しようとするのである．

＊上焦：横隔膜より上部，心肺を含み呼吸をつかさどる．
＊中焦：横隔膜から臍までの間，脾胃・肝胆を含み消化をつかさどる．
＊下焦：臍から下部，腎膀胱・大腸・小腸を含み排泄をつかさどる．

●「防風通聖散」はどのような病態・疾患に効くのか？

　防風通聖散は丹毒をはじめとする三焦（上焦・中焦・下焦）の実熱，表裏

第2部　漢方の基本病態と基本方剤

の熱証を同時に治す．また体内の毒物，例えば水銀などの重金属でも汗法により除く．気道・胆汁・大小便に至るすべての解毒排出法を用いて体内の毒邪を除く主薬剤として有効である．

●「防風通聖散」を処方するポイントは？

防風通聖散は病邪を追い出す主方として用いる．しかし，防風通聖散を単独で用いることはほとんどなく，**通導散**，**竜胆瀉肝湯**などの処方と合方また加減をして，あらゆる疾患の病邪を除くための基本方剤として用いる．

症例……神経ベーチェット（45歳，男性）

半年前に扁桃炎からの高熱，そしてブドウ膜炎，手足のしびれ，全身の関節痛，そしてふらつきのため立てなくなって入院した．その後大学病院に転院して神経ベーチェット病と診断された．

大学病院で知り合った完全型ベーチェットの人が当方の漢方によって改善されていて，その人の紹介で来られた．

口内炎，ブドウ膜炎，結節性紅斑，陰部潰瘍，関節痛などはなく話し方もスムーズである．ステロイドパルス療法を3クール行なったが無効．

症状としては，ボーッとするとふらつく，起立して目を閉じるとフラフラする．そして視野欠損があり，霞んで見えにくい．両手両足の指先のしびれが強い．左足の裏の違和感があり自分の足ではないような感覚がありこれは瘀血の症状だと推測している．ステロイドは5mgを服用しているが，服むと体がドヨーンとして周りが銀色に見える．

*

ベーチェット病は血虚＋熱の陰虚であり，瘀血があると考える．

竜胆瀉肝湯合通導散合防風通聖散とした．

158

服用して 10 日が過ぎる頃には，左足の裏の違和感がなくなった．特に手のしびれが改善している．1 ヵ月で散歩のスピードが確実に速くなった．

3 ヵ月後，ステロイドはゼロになった．特に変化はないが体調は良く，それを維持できている．

6 ヵ月後，ボーッとしたときのふらつき，シャワー時に目を閉じるとふらつく症状はたまにある程度になってきた．しびれは完全になくなった．日常生活を普通にできるのが嬉しい．

10 ヵ月後，体力がついてきて調子が良いように思う．

1 年後，歩いていると道路の白線が 1 本に見えるようになったが，走るとまだ 1 本以上にブレて見える．病院では眼振がずいぶんなくなってきているが，まだ少し取りきれてはいないとのこと．運動量も増えてきて持久力もついてきている．

*

ベーチェット病の中でも，神経型やブドウ膜の炎症が眼底にまで及ぶ重症の場合には治療効果を得るのも難しくなるが，その他の完全型や腸型・血管型などは，山本巌流漢方ではスムーズに奏功するものである．ことに若者に多い微熱や時折の高熱などは数日での著効を多く経験している．

ベーチェット病で白内障由来の視力を失った場合にも，漢方によってブドウ膜の炎症が改善されたために白内障手術により視力を回復した者も多い．

第2部　漢方の基本病態と基本方剤

ここが重要！
実臨床に役立つ
山本巌の「虚実論」

● 日本漢方の「虚実」の定義が漢方を難解にしている！

　漢方で重要な「虚実」の概念について，日本漢方には定説がなく，病人を「虚実」というカテゴリーで絞り込み，虚証・中間証・実証として分類している．そしてこの「虚実」は，正気（体力）についてのみいっている．

　この「虚実」の捉え方が漢方を分かりにくくしている理由の一つだろう．

＊

　正気が虚（不足）している病人は「虚証」であるとし，正気が充実している病人は「実証」として治療する，と簡単にいわれている．

　しかしながら，これはよく考えてみるとおかしな話である．

＊

　漢方治療には補法と瀉法とがあり，「虚」は補い，「実」は汗法（発汗させる）・吐法（吐かせる）・下法（下す）で瀉す（除去する）のが原則である．

　「虚証」なら不足している正気を補うのは当然だけれど，正気が充実しているのを「実証」とするなら，なぜ病人の正気を瀉して体力を弱らせなければならないのだろうか．

＊

　この「実証」を「生体反応が強い状態である」と苦しい解釈をする者もいるが，これについて山本巌は，「生体反応が強い状態は『陽証』と考えるほうが良い」と教えた．

160

◆ここが重要！実臨床に役立つ山本巌の「虚実論」

山本巌は「虚実」を次のように定義する

> 「虚」というものがあるわけではなく，「実」というものがあるわけでもない．要は何が虚し何が実しているかであり，「虚実」とは人体の抵抗力と病邪の力関係を示す尺度である．正気（闘病力，体力）にも虚実があれば，病邪にも虚実がある．
> 　病気について考える場合，外感病（病邪が外から正気を侵して発生する病で，つまり感染症）と内傷（栄養失調，栄養過多，精神的苦悩など）とに分けて考える．

●外感病（感染症）での虚実の捉え方

外感病（感染症）は病を「正気」と「病邪」の抗争として捉える．

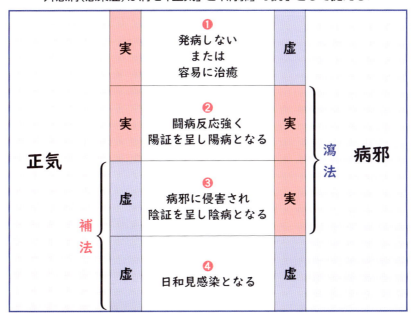

※陽病も正気が失墜すると陰病になる．

第2部　漢方の基本病態と基本方剤

❶……正気の実 VS 病邪の虚

　正気が実していれば，緑膿菌やブドウ球菌などの弱毒菌である病邪は正気に勝てないため発病しない．しかし暴飲暴食や夜更かし，過労やストレス，手術などで正気が虚すると弱い病邪にも負けて発症する．それでも正気が回復すれば，正気が病邪を叩いて治る．

＊

❷……正気の実 VS 病邪の実

　正気が実していても病邪が実の場合は，発病すると正気と病邪の抗争反応が強く病状は激しく，陽証を呈し陽病に分類される．『傷寒論』ではこれを病位により太陽病・陽明病・少陽病の三陽病に分類する．**治療は病邪を瀉し，正気が病邪に勝てば治る**．

＊

❸……正気の虚 VS 病邪の実

　正気が虚であり病邪が実であれば病邪に侵害され，闘病反応は弱く，症状は陰証を呈し陰病に分類される．『傷寒論』ではこれを病位により，太陰病・少陰病・厥陰病の三陰病に分類する．初めは❷でも正気が弱り❸に転入することもある．細菌に侵されても闘う力がないため，症状は病気ではないように静かで，ただ体がだるく眠たくてくたびれる．**陰病ではまず正気を補い❷の陽病としてから病邪を瀉して治療する**．

＊

❹……正気の虚 VS 病邪の虚

　癌や糖尿病，免疫不全や免疫力の低下した者は正気が虚しているため，緑膿菌や MRSA などの弱毒菌にも発病し日和見感染のようになる．**感染症で今一番問題になっているのはこの日和見感染症である**．放射線や抗がん剤，手術や免疫抑制剤などにより正気が虚して，そのために弱毒菌にも感染する．だから MRSA などは抗生物質をどんどん強くしても治らない．むしろ正気の方が逆にやられてしまう．抗生物質で病邪を攻めることもよいが，正気の虚は補ってやらないと治らない．そこで正気の虚をしっかり補えば❶の「正気の実 VS 病邪の虚」の状態になって，正気が病邪を叩い

162

◆ここが重要！実臨床に役立つ山本巌の「虚実論」

て治る．MRSA などは正気を補うだけで，すなわち補中益気湯などをどっさりやるだけで良くなる．

> 西洋医学治療は「病邪の実」を叩くことは上手になった反面，正気を補うことが免疫グロブリンや輸液，強心剤などしかなく不得意である．老人の肺炎も，「病邪の実」を瀉すだけではなく「正気の虚」は補わねばならない．
>
> 外感病（感染症）の虚実で問題なのは「正気の虚」と「病邪の実」である．そして「正気の虚」は補い，「病邪の実」は瀉すのが治法の原則である．

このような考え方は，従来の日本漢方や中医学，そして西洋医学にもなかった新しい医学理論であり現実の臨床に合致した治療指針である．山本巌が患者と薬を一番の師とし，豊富な臨床経験を検証し続けた結果から生まれた「虚実論」であり，応用は無限である．

●内傷（栄養失調，栄養過多，精神的苦悩など）雑病（慢性疾患）における虚実の捉え方

「内傷」には正気と病邪の抗争はなく，自分の体が弱って病気になる．したがって病は「正気の虚」によって起きる．正気が実していれば問題はなく，「正気の虚」が問題で，「正気の虚」は補わなければならない．

この正気の虚を分類して気虚，血虚，陽虚，陰虚とする．

「雑病（慢性疾患）」は内傷だけでなく，身体内部の病邪によっても発生する．瘀血，水湿，気滞などとして先人が捉えていたものも含まれる．この場合の治療には，病邪を除き正気を助ける「扶正去邪」を行う．正気を助けることを「扶正」といい，病に対する抵抗力・治癒力を増強する．「去邪」は病邪を取り除く瀉法が主で，汗法（発汗させる），吐法（吐かせる），

163

第2部　漢方の基本病態と基本方剤

下法(下す)，和法(和解し調える)，清法(清熱する)，消法(食滞を通じる)
などの方法がある.

内傷における虚実と治法

| 正気 | 実 | 発病せず 治療の必要はない |
| | 虚 気虚・陽虚 血虚・陰虚 | } 補法 （正気の虚を補う） |

雑病(慢性疾患)における虚実と治法

| 正気 | 虚 気虚 血虚 陽虚 陰虚 | } 扶正去邪 補法と瀉法 { | 実 瘀血 水湿 気滞 など | 病邪 |

以上，山本巌の虚実の定義を概説した.

　臨床の実際では，「正気の虚」と「病邪の実」が同時に
あることの方が多い．ところが，「病邪の実」のために
「正気が虚」した場合は，「正気の虚」を補うだけでは正
気は回復しない．「病邪の実」を瀉してやれば，正気は自
から回復してくる．「正気が虚」していても，ただ「正気
の虚」を補えばすむのか，「病邪の実」を瀉すことが必要
なのか，先瀉後補，先補後瀉，または補瀉兼施すべきな
のかを判断するのが治療の実際である.

164

あきょう――かんぞう

索 生薬索引

生薬索引

【あ】

【阿膠】あきょう……(芎帰膠艾湯)60,(温経湯)73,(猪苓湯)110

【い】

【威霊仙】いれいせん……(疎経活血湯)73,(去風湿薬)103
【茵蔯蒿】いんちんこう……(利水薬)102,(湿熱)112,(黄連解毒湯)138

【う】

【烏薬】うやく……(芎帰調血飲第一加減)86

【え】

【延胡索】えんごさく……(活血薬)85,(芎帰調血飲第一加減)86,(去寒薬)132

【お】

【黄耆】おうぎ……**32**,(白朮)21,(補中益気湯)31,(柴胡)42,(十全大補湯・大防風湯)71,(当帰飲子)72,(利水薬)103,(加味帰脾湯)152
【黄芩】おうごん……**141**,(抗流産)21,(麦門冬湯)29,(柴胡)42,(向精神作用)47,(大柴胡湯)48,(柴胡桂枝湯)52,(芍薬甘草湯)55,(黄連解毒湯)72,138,(大黄)91,(炎症)111,(黄芩湯)113,(補気建中湯)115,(三黄瀉心湯)139,(清熱瀉火薬)145,(陽明病・温病)149,(充血性紅斑)150,(温清飲)155,(防風通聖散)156
　黄連+黄芩……**146**
【黄柏】おうばく……**142**,(芍薬甘草湯)55,(地黄)70,(黄連解毒湯)72,138,146,(清熱補血湯)72,(牡丹皮)83,(清熱瀉火薬)145,(温清飲)146,(陽明病・温病)149,(温清飲)155
【黄連】おうれん……**139**,(人参)19,(麦門冬湯)29,(向精神作用)47,(不眠・鎮静)58,(黄連解毒湯)72,138,(大黄)91,(熱痢)113,(三黄瀉心湯)139,(ベルベリン)144,(清熱瀉火薬)145,(陽明病・温病)149,(充血性紅斑)150,(温清飲)155
　黄連+黄芩……**146**,(半夏瀉心湯)147
【遠志】おんじ……(加味帰脾湯)152

【か】

【何首烏】かしゅう……(当帰飲子)72
【藿香】かっこう……(利水薬)103,(悪心嘔吐)114
【滑石】かっせき……(利尿薬)103,(猪苓湯)110,(防風通聖散)156
【栝楼仁】かろにん……(麦門冬湯)29
【乾姜】かんきょう……**122**,(芎帰調血飲第一加減)86,(通導散)89,(苓姜朮甘湯)104,107,(寒湿)112,(人参湯)120,(五積散)127,(麻黄)131,(去寒薬)132,(黄連)140,(半夏瀉心湯)146,147
　乾姜+甘草……**123**,(小青竜湯)124
【乾地黄】かんじおう……**68**,(牡丹皮)83,(黄連)139,(清熱涼血薬)145,(出血性炎症)149,150,(増殖性炎症)150
【甘草】かんぞう……**22**,(四君子湯)17,71,(六君子湯)26,(麦門冬湯)29,補中益気湯)31,(四逆湯)38,(向精神作用)47,(大柴胡湯)48,(柴胡疎肝湯・排膿散及湯)49,(加味逍遙散)50,(柴胡桂枝湯・抑肝散加陳皮半夏)52,(芍薬甘草湯)55,(不安・心悸亢進・ヒステリー)58,(芎帰膠艾湯)60,(当帰飲子)72,(疎経活血湯・温経湯)73,(芎帰調血飲第一加減)86,(通導散)88,(大黄)90,(苓桂朮甘湯)104,106,(苓姜朮甘湯)104,107,(平胃散・黄芩湯)113,(人参湯)

165

がいよう──

120, (乾姜)122, (五積散)127, (麻黄)132, (半夏瀉心湯)146,147, (白虎加人参湯)148, (抑肝散)152, (柴胡清肝湯・荊芥連翹湯)155, (防風通聖散)156
乾姜+甘草……**123**, (小青竜湯)124
芍薬+甘草……(桂枝加芍薬湯)53
【艾葉】がいよう……(芎帰膠艾湯)60
【莪朮】がじゅつ……(破血薬)85

【き】

【桔梗】ききょう……(排膿散及湯)49, (参苓白朮散)113, (五積散)127, (柴胡清肝湯・荊芥連翹湯)155, (防風通聖散)156
【枳実・枳殻】きじつ・きこく……**42**, (四逆散)38,58, (理気薬)47, (大柴胡湯)48, (柴胡疎肝湯・排膿散及湯)49, (柴胡疎肝湯)52, (芎帰調血飲第一加減)86, (通導散)88, (大黄)91, (裏急後重)114, (五積散)127, (荊芥連翹湯)155
枳実+芍薬……**49**
【姜黄】きょうおう……(化瘀薬)85
【羌活】きょうかつ……(大防風湯)71, (疎経活血湯)73, (去風湿薬)103
【杏仁】きょうにん……(苓甘姜味辛夏仁湯)123, (小青竜湯)125
【金銀花】きんぎんか……(清熱解毒薬)145, (化膿性炎症)149,150

【け】

【荊芥】けいがい……(当帰飲子)72, (荊芥連翹湯)155, (防風通聖散)156
【鶏血藤】けいけつとう……(活血薬)85
【桂枝】けいし……**129**, (黄耆)32, (芍薬)44, (向精神作用)47, (柴胡桂枝湯)52, (桂枝加芍薬湯)53, (芍薬甘草湯)55, (不安・心悸亢進)58, (独活寄生湯)71, (温経湯)73, (桂枝茯苓丸)81, (内出血)82, (牡丹皮)84, (五苓散)99,104,110, (苓桂朮甘湯)104, (苓桂朮甘湯)106, (寒湿)112, (小青竜湯)123,124, (五積散)127, (麻黄)131, (去寒薬)133, (黄連)140
【桂皮・肉桂】けいひ・にっけい……**129**, (十全大補湯)71, (芎帰調血飲第一

加減)86, (去寒薬)132
【玄参】げんじん……(清熱補血湯)72, (虚熱)94, (清熱涼血薬)145, (出血性炎症)149,150, (増殖性炎症)150

【こ】

【膠飴】こうい……(小建中湯)53, (大建中湯)123
【紅花】こうか……(内出血)82, (破血薬)85, (芎帰調血飲第一加減)86, (通導散)88, (瘀血・増殖性炎症)150
【香附子】こうぶし……(理気薬・向精神作用)47, (柴胡疎肝湯)49,52, (香蘇散)58, (芎帰調血飲第一加減)86
【粳米】こうべい……(麦門冬湯)29, (白虎加人参湯)148
【厚朴】こうぼく……**45**, (半夏厚朴湯)39,58, (理気薬・向精神作用)47, (通導散)88, (大黄)91, (平胃散)113, (補気建中湯)115, (五積散)127
【高良姜】こうりょうきょう……(去寒薬)133
【五加皮】ごかひ……(去風湿薬)103
【五味子】ごみし……(清熱補血薬)72, (乾姜)122, (苓甘姜味辛夏仁湯)123, (小青竜湯)123,124
【牛膝】ごしつ……(独活寄生湯・大防風湯)71, (疎経活血湯)73, (破血薬)85, (芎帰調血飲第一加減)86
【牛蒡子】ごぼうし……(逐水薬)103, (柴胡清肝湯)155
【呉茱萸】ごしゅゆ……(地黄)70, (温経湯)73, (利水薬)103, (去寒薬)132, (黄連)140

【さ】

【柴胡】さいこ……**41**, (補中益気湯)31, (四逆散)38, (枳実)43, (向精神作用)47, (大柴胡湯)48, (柴胡疎肝湯)49, (加味逍遙散)50, (柴胡桂枝湯・抑肝散加陳皮半夏)52, (清熱補血湯)72, (抑肝散・加味帰脾湯)152, (柴胡清肝湯・荊芥連翹湯)155
柴胡+芍薬+甘草……**51**
【細辛】さいしん……(独活寄生湯)71,

——そうじゅつ

（乾姜）122,（苓甘姜味辛夏仁湯）123,（小青竜湯）123,124,（麻黄）131,132,（去寒薬）133

【山梔子】さんしし……**143**,（人参）19,（向精神作用）47,（加味逍遙散）50,（不眠・鎮静）58,（黄連解毒湯）72,138,146,（炎症）111,（清熱瀉火薬）145,（温清飲）146,155,（陽明病・温病）149,（充血性紅斑）150,（加味帰脾湯）152,（防風通聖散）156

【酸棗仁】さんそうにん……（向精神作用）47,（不眠・鎮静）58,（加味帰脾湯）152

【山楂子】さんざし……（啓脾湯）113

【山薬】さんやく……（啓脾湯・参苓白朮散）113

【三稜】さんりょう……（破血薬）85

【し】

【紫花地丁】しかじちょう……（清熱解毒薬）145,（化膿性炎症）149

【紫根】しこん……（清熱涼血薬）145,（出血性炎症）149,150

【蒺藜子】しつりし……（当帰飲子）72

【芍薬】しゃくやく……**44,66**,（甘草）23,（四逆散）38,58,（理気薬・向精神作用）47,（大柴胡湯）48,（柴胡疎肝湯）49,（加味逍遙散）50,（柴胡桂枝湯）52,（芍薬甘草湯）55,（四物湯）62,71,72,73,86,（桂枝茯苓丸）81,（真武湯）104,108,（当帰芍薬散）104,105,（黄芩湯）113,（裏急後重）114,（小青竜湯）123,124,（桂枝・桂皮）130,131,（麻黄）132,（温清飲）146,155,（防風通聖散）156
　芍薬+甘草……（桂枝加芍薬湯）53
　枳実+芍薬……**49**
　当帰+川芎+芍薬……**67**

【車前子】しゃぜんし……（利尿薬）103,（竜胆瀉肝湯）155

【䗪虫】しゃちゅう……（陳旧性瘀血）89

【縮砂】しゅくしゃ……（参苓白朮散）113

【小茴香】しょういきょう……（去寒薬）132

【生姜】しょうきょう……**25**,（四君子湯）17,71,（六君子湯）26,（補中益気湯）31,（半夏厚朴湯）39,（大柴胡湯）48,（排膿散及湯）49,（加味逍遙散）50,（柴胡桂

枝湯）52,（桂枝加芍薬湯）53,（芍薬甘草湯）55,（疎経活血湯・温経湯）73,（真武湯）104,108,（平胃散）113,（悪心嘔吐）114,（乾姜）122,（防風通聖散）156
　半夏+生姜……**30**

【升麻】しょうま……**34**,（補中益気湯）31,（柴胡）42

【蜀椒】しょくしょう……（大建中湯）123,（去寒薬）132

【地黄】じおう……（四物湯）62,71,86,（大黄）91,（虚熱）94,（温清飲）146,155

【熟地黄】じゅくじおう……**69**

【秦艽】じんぎょう……（独活寄生湯）71,（去風湿薬）103

【沈香】じんこう……（利水薬）103

【す】

【水蛭】すいてつ……（陳旧性瘀血）89

【せ】

【赤芍】せきしゃく……**67**,（内出血）82,（牡丹皮）84,（活血・化瘀・破血薬）85,（出血性炎症）150

【石膏】せっこう……（小青竜湯）125,（麻黄）132,（清熱瀉火薬）145,（白虎加人参湯）148,（陽明病・温病）149,（化膿性炎症）150,（防風通聖散）156
　麻黄+石膏……（湿熱）112,（滲出性炎症）150

【川芎】せんきゅう……**65**,（芍薬）44,（柴胡疎肝湯）49,52,（抑肝散加陳皮半夏）52,（四物湯）62,71,72,73,86,（内出血）82,（活血薬）85,（当帰芍薬散）104,105,（寒湿）112,（五積散）127,（去寒薬）133,（温清飲）146,155,（抑肝散）152,（防風通聖散）156
　当帰+川芎+芍薬……**67**

【そ】

【桑寄生】そうきせい……（独活寄生湯）71

【桑枝】そうし……（内出血）82,（去風湿薬）103

【蒼朮】そうじゅつ……**21**,（疎経活血湯）73,（猪苓）102,（利水薬）103,（平胃

そし──

散)113,(補気建中湯)115,(五積散)127,(麻黄)132

【蘇子】そし……**46**,(利水薬)103
【蘇木】そぼく……(内出血)82,破血薬)85,(通導散)88,(増殖性炎症)150
【蘇葉】そよう……**46**,(半夏厚朴湯)39,(向精神作用)47

【た】

【大棗】たいそう……**24**,(四君子湯)17,(甘草)23,(六君子湯)26,(麦門冬湯)29,(補中益気湯)31,(向精神作用)47,(大柴胡湯)48,(排膿散及湯)49,(柴胡桂枝湯)52,(桂枝加芍薬湯)53,(ヒステリー)58,(大防風湯)71,(芎帰調血飲第一加減)86,(平胃散・黄芩湯)113,(五積散)127,(半夏瀉心湯)146,147
【沢瀉】たくしゃ……**101**,(白朮)21,(当帰芍薬散)73,104,105,(四苓散)98,(五苓散)99,104,(猪苓)102,(啓脾湯)113,(補気建中湯)115,(竜胆瀉肝湯)155
  猪苓+沢瀉……**110**
【丹参】たんじん……(活血・化瘀・破血薬)85,(瘀血)150
【大黄】だいおう……**90**,(甘草)23,(大柴胡湯)48,(桃仁)82,83,(通導散)88,(三黄瀉心湯)139,146,(防風通聖散)156
【大青葉】だいせいよう……(清熱解毒薬)145,(化膿性炎症)149

【ち】

【竹葉】ちくよう……(清熱瀉火薬)145,(陽明病・温病)149
【知母】ちも……(清熱補血湯)72,(清熱瀉火薬)145,(白虎加人参湯)148,(陽明病・温病)149
【釣藤鈎】ちょうとうこう……(向精神作用)47,抑肝散加陳皮半夏)52,(不眠・鎮静)58,(抑肝散)152
【猪苓】ちょれい……**102**,(四苓散)98,(五苓散)99,104
  猪苓+沢瀉……**110**
【陳皮】ちんぴ……**27**,ちんび(六君子湯)26,(補

中益気湯)31,(理気薬)47,(柴胡疎肝湯)49,52,(抑肝散加陳皮半夏)52,(疎経活血湯)73,(芎帰調血飲第一加減)86,(通導散)88,(啓脾湯・平胃散)113,(熱痢)113,(補気建中湯)115,(五積散)127

【て】

【葶藶子】ていれきし……(逐水薬)103
【天花粉】てんかふん……(柴胡清肝湯)155
【田七】でんしち……(化瘀薬)85

【と】

【冬瓜子】とうがし……(桃仁)83
【当帰】とうき……**64**,(補中益気湯)31,(芍薬)44,(加味逍遙散)50,(抑肝散加陳皮半夏)52,(四物湯)62,71,72,73,86,(内出血)82,(活血薬)85,(通導散)88,(大黄)91,(当帰芍薬散)104,105,(寒湿)112,(五積散)127,(去寒薬)133,(温清飲)146,155,(瘀血)150,(抑肝散・加味帰脾湯)152,(防風通聖散)156
  当帰+川芎+芍薬……**67**
【灯心草】とうしんそう……(利尿薬)103
【桃仁】とうにん……**82**,(疎経活血湯)73,(桂枝茯苓丸)81,(破血薬)85,(芎帰調血飲第一加減)86,(通導散)89,(大黄)91,(瘀血)150,(増殖性炎症)150
【杜仲】とちゅう……(独活寄生湯・大防風湯)71
【独活】どっかつ……(独活寄生湯)71,(去風湿薬)103

【に】

【肉桂・桂皮】にっけい・けいひ……**129**,(十全大補湯)71,(芎帰調血飲第一加減)86,(去寒薬)132
【乳香】にゅうこう……(化瘀薬)85
【人参】にんじん……**18**,(四君子湯)17,71,(六君子湯)26,(麦門冬湯)29,(補中益気湯)31,(黄耆)33,(柴胡桂枝湯)52,(温経湯)73,(人参湯)120,123,

168

——ましにん

索 生薬索引

(乾姜)122,(大建中湯)123,(半夏瀉心湯)146,147,(白虎加人参湯)148

【は】

【薄荷】はっか……(向精神作用)47,(加味逍遙散)50,(柴胡清肝湯・荊芥連翹湯・竜胆瀉肝湯)155,(防風通聖散)156
【白扁豆】はくへんず……(参苓白朮散)113
【半夏】はんげ……**28**,(生姜)25,(六君子湯)26,(半夏厚朴湯)39,(大柴胡湯)48,(柴胡桂枝湯・抑肝散加陳皮半夏)52,(温経湯)73,(悪心嘔吐)114,(乾姜)122,(苓甘姜味辛夏仁湯)123,(小青竜湯)123,124,(五積散)127,(半夏瀉心湯)146,147
　半夏+生姜……**30**
【麦門冬】ばくもんどう……(麦門冬湯)29,(清熱補血湯)72,(温経湯)73,(補気建中湯)115
【板藍根】ばんらんこん……(清熱解毒薬)145,(化膿性炎症)149

【ひ】

【白芷】びゃくし……(疎経活血湯)73,(五積散)127,(荊芥連翹湯)155
【白芍】びゃくしゃく……**67**
【白朮】びゃくじゅつ……**20**,(四君子湯)17,71,(六君子湯)26,(補中益気湯)31,(加味逍遙散)50,(抑肝散加陳皮半夏)52,(当帰芍薬散)73,(芎帰調血飲第一加減)86,(四苓散)98,110,(五苓散)99,110,(沢瀉)101,(猪苓)102,(人参湯)120,123,(苓姜朮甘湯)123,(五積散)127,(抑肝散)152
　白朮+茯苓……**104**,(当帰芍薬散)105,(苓桂朮甘湯)106,(苓姜朮甘湯)107,(真武湯)108,(寒湿)112,(乾姜)122
【檳榔子】びんろうじ……(逐水薬)103

【ふ】

【茯苓】ぶくりょう……**20**,(四君子湯)17,71,(白朮)21,(六君子湯)26,(二陳湯)28,(半夏厚朴湯)39,(向精神作用)47,(加味逍遙散)50,(抑肝散加陳皮半夏)52,(不眠・鎮静)58,(疎経活血湯)73,(当帰芍薬散)73,(桂枝茯苓丸)81,(芎帰調血飲第一加減)86,(四苓散)98,(五苓散)99,(猪苓)102,(四苓散・五苓散・猪苓湯)110,(乾姜)122,(苓甘姜味辛夏仁湯・苓姜朮甘湯)123,(五積散)127,(抑肝散)152
　白朮+茯苓……**104**,(当帰芍薬散)105,(苓桂朮甘湯)106,(苓姜朮甘湯)107,(真武湯)108,(寒湿)112
【附子】ぶし……(甘草)23,(大防風湯)71,(利水薬)103,(真武湯)104,108,(寒湿)112,(小青竜湯)125,(麻黄・去寒薬)132

【ほ】

【蒲公英】ほこうえい……(清熱解毒薬)145,(化膿性炎症)149,150
【防已】ぼうい……(疎経活血湯)73,(利水薬)102,(去風湿薬)103
【防風】ぼうふう……(独活寄生湯・大防風湯)71,(当帰飲子)72,(疎経活血湯)73,(荊芥連翹湯・竜胆瀉肝湯)155,(防風通聖散)156
【芒硝】ぼうしょう……(桃仁)82,83,(通導散)88,(大黄)91,(防風通聖散)156
【蝱虫】ぼうちゅう……(陳旧性瘀血)89
【牡丹皮】ぼたんぴ……**83**,(加味逍遙散)50,(清熱補血湯)72,(温経湯)73,(桂枝茯苓丸)81,(桃仁)83,(化瘀・破血薬)85,(芎帰調血飲第一加減)86,(通導散)89,(虚熱)94,(桂枝)131,(清熱涼血薬)145,(出血性・増殖性炎症)149,150
【牡蛎】ぼれい……(向精神作用)47,(不安・心悸亢進・不眠・鎮静)58,(こころの病態)152

【ま】

【麻黄】まおう……**131**,(利水薬)103,(小青竜湯)123,124,(五積散)127,(桂枝)130,(去寒薬)133,(防風通聖散)156
　麻黄+石膏……(湿熱)112,(滲出性炎症)150
【麻子仁】ましにん……(大黄)91

169

【も】

【木瓜】もっか……(去風湿薬)103
【木香】もっこう……(理気薬)47,(芎帰調血飲第一加減)86,(熱痢)113,(裏急後重)114,(黄連)140,(加味帰脾湯)152
【木通】もくつう……(通導散)88,(猪苓)102,(竜胆瀉肝湯)155
【没薬】もつやく……(化瘀薬)85

【や】

【益母草】やくもそう……(活血薬)85,(芎帰調血飲第一加減)86

【よ】

【薏苡仁】よくいにん……(桃仁)83,(利水薬)102,(参苓白朮散)113,(化膿性炎症)150

【り】

【竜眼肉】りゅうがんにく……(加味帰脾湯)152
【竜骨】りゅうこつ……(こころの病態)152
【竜胆】りゅうたん……(疎経活血湯)73,(清熱瀉火薬)145,(陽明病・温病)149,(竜胆瀉肝湯)155

【れ】

【連翹】れんぎょう……(清熱解毒薬)145,(化膿性炎症)149,150,(柴胡清肝湯・荊芥連翹湯・竜胆瀉肝湯)155,(防風通聖散)156
【蓮肉】れんにく……(啓脾湯・参苓白朮散)113

処方索引

【い】

【異功散】いこうさん……(六君子湯)26
【胃苓湯】いれいとう……(下痢)113, 114
【茵蔯蒿湯】いんちんこうとう＝茵蔯蒿, 山梔子, 大黄……(大柴胡湯)49
【茵蔯五苓散】いんちんごれいさん……(湿熱)112

【う】

【温経湯】うんけいとう……(四物湯)**73**, (駆瘀血剤)92
【温清飲】うんせいいん……(四物湯)63, **72**, (症例)76, (黄連＋黄芩)146
【温胆湯】うんたんとう＝半夏, 茯苓, 陳皮, 竹筎, 枳実, 甘草, 生姜……(こころの病態)152

【え】

【越婢湯】えっぴとう＝麻黄, 石膏, 甘草, 生姜, 大棗……(白虎加人参湯)148
【越婢加朮湯】えっぴかじゅつとう＝越婢湯＋蒼朮……(湿熱)112, (小青竜湯)125, (麻黄)132

【お】

【黄芩湯】おうごんとう……(下痢)113
【黄連解毒湯】おうれんげどくとう……**138**, (大柴胡湯)49, (四物湯)63, (症例)76, (五積散)128, (山梔子)143, (黄連＋黄芩)146, (出血性炎症)150, (出血・こころの病態)152

【か】

【葛根湯】かっこんとう＝葛根, 麻黄, 桂枝, 生姜, 甘草, 芍薬, 大棗……(五積散)128

【加味帰脾湯】かみきひとう＝人参, 白朮, 茯苓, 竜眼肉, 酸棗仁, 黄耆, 遠志, 当帰, 木香, 甘草, 生姜, 大棗, 柴胡, 山梔子……(人参)19, (うつ)58, (こころの病態)152
【加味逍遙散】かみしょうようさん……**50**, (柴胡＋芍薬)52, (症例)75, (こころの病態)152
【冠心II号方】かんしんにごうほう＝丹参, 赤芍, 紅花, 川芎, 降香……(川芎)65, (赤芍)68
【甘草乾姜湯】かんぞうかんきょうとう……(人参湯)119
【甘草瀉心湯】かんぞうしゃしんとう＝半夏瀉心湯の甘草を増量したもの……(炎症性下痢)56
【甘麦大棗湯】かんばくたいそうとう＝甘草, 小麦, 大棗……(甘草)23, (大棗)24, (甘草瀉心湯)56, (こころの病態)152

【き】

【桔梗湯】ききょうとう＝桔梗, 甘草……(甘草)23
【芎帰膠艾湯】きゅうききょうがいとう……(症例)35, (四物湯)60
【芎帰調血飲第一加減】きゅうきちょうけついんだいいちかげん……**86**, (症例)35, 94, (四物湯)63, (駆瘀血剤)92, (去寒剤)119
【玉屏風散】ぎょくへいふうさん＝黄耆, 白朮, 防風……(白朮)21, (黄耆)33

【け】

【荊芥連翹湯】けいがいれんぎょうとう……(一貫堂)153, (解毒証)**154**, **155**
【桂枝加芍薬湯】けいしかしゃくやくとう……**53**, (症例)56, (桂枝)130
【桂枝湯】けいしとう……(生姜)25, (桂枝加芍薬湯)53, (桂枝)130

171

けいしぶくりょうがん──

処方索引

【桂枝茯苓丸】けいしぶくりょうがん……**81**, (通導散)89, (駆瘀血剤)92, (桂枝)130, 131

【啓脾湯】けいひとう……(下痢)113

【下瘀血丸】げおけつがん＝大黄, 桃仁, 䗪虫……(通導散)89

【こ】

【香蘇散】こうそさん＝香附子, 蘇葉, 陳皮, 甘草, 生姜……(蘇葉)46, (理気薬)58, (こころの病態)152

【五積散】ごしゃくさん……**127**, (去寒剤)119, (冷え)121

【五淋散】ごりんさん＝茯苓, 沢瀉, 車前子, 滑石, 木通, 山梔子, 黄芩, 当帰, 芍薬, 甘草, 地黄……(膿尿)111, (山梔子)143

【五苓散】ごれいさん……**99**, (白朮＋茯苓)104, (猪苓＋沢瀉)110, (寒湿)112, (桂枝)130, (下痢)133

【呉茱萸湯】ごしゅゆとう＝呉茱萸, 人参, 大棗, 生姜……(黄連)140

【さ】

【柴胡加竜骨牡蛎湯】さいこかりゅうこつぼれいとう……(半夏＋生姜)30, (症例)57

【柴胡桂枝乾姜湯】さいこけいしかんきょうとう＝柴胡, 桂枝, 乾姜, 栝楼根, 黄芩, 牡蛎, 甘草……(こころの病態)152

【柴胡桂枝湯】さいこけいしとう……(半夏＋生姜)30, (柴胡＋芍薬)52

【柴胡清肝散(湯)】さいこせいかんさん……(一貫堂)153, (解毒証)**154**, **155**

【柴胡疎肝湯】さいこそかんとう……(枳実＋芍薬)49, (柴胡＋芍薬)52

【三黄瀉心湯】さんおうしゃしんとう……(黄連解毒湯)139, (黄連)144, (黄連＋黄芩)146

【し】

【四逆散】しぎゃくさん……**38**, (枳実＋芍薬)49, (加味逍遙散)51, (柴胡＋芍薬)52, (過敏性腸症候群)56, (症例)57,

94, (理気薬)58, (こころの病態)152

【四君子湯】しくんしとう……**17**, (六君子湯)26, (補中益気湯)31, (虚弱体質)54, (下痢)113, (出血)152

【四物湯】しもつとう……**60**, (芍薬)45, (加味逍遙散)51, (熟地黄)69, (症例)75, (芎帰調血飲第一加減)87, (黄連解毒湯)139, (出血性炎症)150, (出血)152

【四苓散】しれいさん……**98**, (猪苓＋沢瀉)110

【炙甘草湯】しゃかんぞうとう＝甘草, 生姜, 人参, 地黄, 桂枝, 阿膠, 麦門冬, 麻子仁, 大棗……(甘草)23

【芍薬甘草湯】しゃくやくかんぞうとう……(甘草)23, (大柴胡湯)49, (使い方)55, (排尿痛)111

【小建中湯】しょうけんちゅうとう……(生姜)25, (桂枝加芍薬湯)53, (問診例)55

【小柴胡湯】しょうさいことう……(半夏＋生姜)30, (黄芩)141

【小青竜湯】しょうせいりゅうとう……**124**, (乾姜)122, (乾姜＋甘草)123

【小半夏加茯苓湯】しょうはんげかぶくりょうとう……(半夏)29, (半夏＋生姜)30, (半夏厚朴湯)40

【生脈散】しょうみゃくさん……(人参)19

【真武湯】しんぶとう……**108**, (白朮＋茯苓)104, (寒湿)112, (下痢)113, 133, (小青竜湯)126

【十全大補湯】じゅうぜんだいほとう……(症例)35, 94, (四物湯)63, **71**

【潤腸湯】じゅんちょうとう＝当帰, 地黄, 麻子仁, 桃仁, 杏仁, 枳実, 厚朴, 黄芩, 大黄, 甘草……(当帰)65, (大黄)91

【参苓白朮散】じんれいびゃくじゅつさん……(下痢)113

【せ】

【清熱補血湯】せいねつほけつとう……(四物湯)**72**

【川芎茶調散】せんきゅうちゃちょうさん＝川芎, 荊芥, 香附子, 薄荷, 羌活, 白芷, 防風, 細辛, 甘草, 緑茶……(川芎)65

【千金内托散】せんきんないたくさん＝黄耆, 人参, 当帰, 川芎, 防風, 桔梗,

172

——にんじんとう

厚朴, 桂枝, 白芷, 甘草……(黄耆)
33,(当帰)65,(潰瘍)94
【喘四君子湯】ぜんしくんしとう＝当帰,
人参, 白朮, 茯苓, 甘草, 大棗, 陳皮,
縮砂, 厚朴, 蘇子, 桑白皮, 沈香, 木
香, 生姜……(人参)19

【そ】

【疎肝湯】そかんとう＝柴胡, 当帰, 枳実,
青皮, 桃仁, 川芎, 芍薬, 黄連, 呉茱萸,
紅花……(川芎)65
【疎経活血湯】そけいかっけつとう……
(四物湯)**73**
【蘇子降気湯】そしこうきとう＝蘇子, 半
夏, 陳皮, 厚朴, 前胡, 桂枝, 当帰, 大
棗, 甘草, 生姜……(蘇子)46

【た】

【沢瀉湯】たくしゃとう＝沢瀉, 白朮……
(沢瀉)101
【托裏消毒飲】たくりしょうどくいん＝
防風, 当帰, 川芎, 白芷, 桔梗, 厚朴,
皂角刺, 穿山甲, 栝楼根, 陳皮, 黄耆,
金銀花……(潰瘍)94
【大黄牡丹皮湯】だいおうぼたんぴとう
＝桃仁, 牡丹皮, 芒硝, 冬瓜子, 大黄
……(駆瘀血剤)92
【大建中湯】だいけんちゅうとう……(人
参)19,(症例)56,(腹痛)94,(冷え)
121,(乾姜＋甘草)123
【大柴胡湯】だいさいことう……**48**,(半
夏＋生姜)30,(枳実＋芍薬)49,(柴胡
＋芍薬)52,(大黄)91
【大四君子湯】だいしくんしとう……(補
中益気湯)31
【大防風湯】だいぼうふうとう……(四物
湯)**71**

【ち】

【知柏地黄丸】ちばくじおうがん＝知母,
黄柏, 地黄, 山茱萸, 山薬, 茯苓, 沢
瀉, 牡丹皮……(黄柏)142
【中黄膏】ちゅうおうこう＝ゴマ油, ミ
ツロウ, 鬱金, 黄柏……(黄柏)142

【猪苓湯】ちょれいとう……**110**,(沢瀉)
101,(猪苓)102,(湿熱)112
【治打撲一方】ぢだぼくいっぽう＝川骨,
川芎, 樸樕, 桂枝, 丁香, 甘草, 大黄
……(駆瘀血剤)92

【つ】

【通導散】つうどうさん……**88**,(症例)57,
(駆瘀血剤)92,(一貫堂)153,(症例)
158

【て】

【抵当丸】ていとうがん＝水蛭, 虻虫, 桃
仁, 大黄……(通導散)89

【と】

【桃核承気湯】とうかくじょうきとう＝
桃仁, 桂枝, 芒硝, 大黄, 甘草……
(通導散)89,(大黄)91,(駆瘀血剤)
92,(桂枝)131
【当帰飲子】とうきいんし……(四物湯)**72**
【当帰四逆加呉茱萸生姜湯】とうきし
ぎゃくかごしゅゆしょうきょうと
う＝当帰, 桂枝, 芍薬, 木通, 細辛,
甘草, 大棗, 呉茱萸, 生姜……(去寒
剤)119,(症例)134
【当帰四逆湯】とうきしぎゃくとう＝当
帰, 桂枝, 芍薬, 木通, 細辛, 甘草, 大
棗……(当帰)65
【当帰芍薬散】とうきしゃくやくさん……
105,(白朮)21,(四物湯)**73**,(駆瘀
血剤)92,(白朮＋茯苓)104,(寒湿)112,
(去寒剤)119
【屠蘇散】とそさん＝白朮, 桔梗, 山椒,
防風, 肉桂, 大黄……(白朮)20
【独活寄生湯】どっかつきせいとう……
(四物湯)**71**

【に】

【二陳湯】にちんとう……(生姜)25,(六
君子湯)26,(陳皮)28,(半夏)29,
(半夏＋生姜)30,(五積散)128
【人参湯】にんじんとう……**120**,(人参・

はいのうさんきゅうとう──ろくみがん

索 処方索引

甘草)17,(過敏性腸症候群)56,(下痢)113,133,(去寒剤)119,(乾姜)122,(乾姜+甘草)123,(小青竜湯)126

【は】

【排膿散及湯】はいのうさんきゅうとう……(枳実+芍薬)49

【八味丸】はちみがん＝地黄,山薬,山茱萸,茯苓,沢瀉,牡丹皮,桂枝,附子……(熟地黄)69,70

【半夏厚朴湯】はんげこうぼくとう……**39**,(半夏+生姜)30,(厚朴)46,(症例)57,(理気薬)58,(こころの病態)152

【半夏瀉心湯】はんげしゃしんとう……**147**,(人参)19,(半夏+生姜)30,(甘草瀉心湯)56,(黄連)140,(黄連+黄芩)146

【麦門冬湯】ばくもんどうとう……(人参)19,(半夏)29

【ひ】

【白虎加人参湯】びゃっこかにんじんとう……**148**

【ふ】

【茯苓杏仁甘草湯】ぶくりょうきょうにんかんぞうとう……(左心不全)126

【へ】

【平胃散】へいいさん……(下痢)113

【ほ】

【補気建中湯】ほきけんちゅうとう……(症例)115

【補中益気湯】ほちゅうえっきとう……**31**,(症例)35,(柴胡)42,(虚弱体質)54,(症例)57,(通導散)89,(MRSA)163

【防已黄耆湯】ぼういおうぎとう＝防已,黄耆,白朮,大棗,甘草,生姜……(白朮)21,(風湿)112

【防風通聖散】ぼうふうつうしょうさん……**156**,(大黄)91,(一貫堂)153,(症例)158

【ま】

【麻黄湯】まおうとう＝麻黄,杏仁,桂枝,甘草……(五積散)128,(桂枝)130

【麻黄附子細辛湯】まおうぶしさいしんとう＝麻黄,細辛,附子……(小青竜湯)126

【も】

【木防已湯】もくぼういとう＝木防已,石膏,桂枝,人参……(人参)19

【よ】

【抑肝散(加陳皮半夏)】よくかんさん(かちんぴはんげ)……(柴胡+甘草)52,(こころの病態)152

【り】

【六君子湯】りっくんしとう……**26**,(半夏+生姜)30,(虚弱体質)54

【竜胆瀉肝湯】りゅうたんしゃかんとう……(四物湯)63,(炎症)111,(一貫堂)153,(解毒証)**154,155**,(症例)158

【苓甘姜味辛夏仁湯】りょうかんきょうみしんげにんとう……(乾姜+甘草)123,(小青竜湯)126

【苓姜朮甘湯】りょうきょうじゅつかんとう……**107**,(白朮+茯苓)104,(寒湿)112,(去寒剤)119,(乾姜)122,(乾姜+甘草)123

【苓桂朮甘湯】りょうけいじゅつかんとう……**106**,(茯苓)20,(白朮+茯苓)104,(桂枝)130

【ろ】

【六味丸】ろくみがん＝地黄,山茱萸,山薬,茯苓,沢瀉,牡丹皮……(乾地黄)70

あせが──かびんせい

病名・症候索引

病名・症候索引

【あ】

汗が出やすい……(気虚)16,(人参)19,(白朮)21
アフタ性口内炎……(半夏瀉心湯)147
アレルギー性結膜炎……(小青竜湯)125
アレルギー性鼻炎……(水湿)98,(寒証)117,(小青竜湯)125
　　──体質改善……(当帰芍薬散)106
アルコール性肝障害……(甘草)23
安胎……(白朮)21,(蘇葉)46

【い】

胃炎……(山梔子)143
　　神経性──……(半夏瀉心湯)147
胃潰瘍……(四逆散)39
　　──の出血……(乾地黄)69
胃下垂……(柴胡)42,(枳実)43
胃カタル……(二陳湯)26,(陳皮)28
胃酸過多……(芍薬)44,(黄連)140
胃十二指腸潰瘍……(半夏瀉心湯)147
胃腸炎……(半夏瀉心湯)147
胃内停水……(茯苓)20
胃粘膜の充血・出血・びらん……(黄連解毒湯)139
胃部膨満感……(六君子湯)27,(厚朴)45
息切れ……(気虚)15,16,(人参)19
イライラ……(柴胡)42,(猪苓湯)111,(黄連解毒湯)138,(黄連)140,(山梔子)143
咽喉異物感……(半夏厚朴湯)40
咽喉腫痛……(甘草)23,(升麻)34
咽喉部の痞え……(柴胡)42
咽頭部の痞え……(厚朴)45
インフルエンザ……(柴胡)41

【う】

うっ血……(瘀血)80
うっ血肝……(瘀血)79,(水湿)98
うっ血性心不全……(蘇子)46,(乾地黄)69,(水湿)98
うつ状態……(瘀血)80
うつ病……(症例)57,(瘀血)93
運動麻痺……(大防風湯)71,(寒証)119

【え】

MRSA……(虚実論)162
栄養失調……(気虚)16
炎症性出血……(牡丹皮)84

【お】

黄疸……(茵蔯五苓散)112,(黄柏)142,(山梔子)143
嘔吐……(茯苓)20,(生姜)25,(半夏厚朴湯)40,(蘇葉)46,(寒証)117,118,(人参湯)121
往来寒熱……(柴胡)41
悪寒……(桂枝)130,(麻黄)131
悪心嘔吐……(陳皮)28,(半夏)29,(厚朴)45,(急性胃腸炎)114,(乾姜+甘草)123
悪風……(桂枝)130,(寒証)136
瘀血証体質……153
重だるい……(水湿)97

【か】

潰瘍性大腸炎……(芎帰調血飲第一加減)87,(瘀血)93,(症例)94
下気道炎……(小青竜湯)125
下肢痛……(五積散)128
下腹部脹痛……(桂枝茯苓丸)81
風邪・感冒……(柴胡)41,(五積散)128
　　──初期軽症……(陳皮)28
肩こり……(桂枝茯苓丸)81,(通導散)89,(苓桂朮甘湯)107,(麻黄)131
過少月経……(桃仁)83
過多月経……(四物湯)63,(川芎)66
過敏性結腸(痙攣性便秘)……(四逆散)39
過敏性腸症候群……(加味逍遙散)51,(桂枝加芍薬湯)53,(症例)56

175

かっけつ――

索 病名・症候索引

喀血……(芍薬)44,(山梔子)143
喀痰……(半夏)29
化膿性炎症……(大黄)91,(黄連解毒湯)
　138,(黄連)140,(清熱薬)145,149,150
肝炎……(山梔子)143
肝膿瘍……(山梔子)143
間質性肺炎……(柴胡剤)11
関節炎……(水湿)98
関節水腫……(黄耆)33,(水湿)97
関節痛……(水湿)97,(桂枝)130,(麻黄)131
関節リウマチ……(水湿)98
乾癬……(瘀血)93
冠状動脈硬化症……(赤芍)68
咳嗽……(甘草)23,(半夏厚朴湯)40
　痙攣性―……(半夏)29
眼圧上昇……(水湿)97,(五苓散)100
顔色蒼白……(気虚)15,(寒証)118
顔面暗色……(瘀血)80
顔面紅潮……(黄連解毒湯)138,(黄連＋黄
　芩)146
顔面浮腫……(黄耆)33,(半夏厚朴湯)40
眼底出血……(四物湯)63,(牡丹皮)84

【き】

気管支炎……(甘草)23,(小青竜湯)125,
　(黄芩)141
気管支カタル……(生姜)25,(二陳湯)26,
　(陳皮)28
気管支喘息……(小青竜湯)125,(麻黄)132
　―体質改善……(大柴胡湯)49
機能性子宮出血……(四物湯)63,(赤芍)68
機能性ディスペプシア……(六君子湯)27,
　(気虚と気滞)54
稀発月経……(川芎)66
丘疹……(水湿)98
急性胃腸炎……(痢疾)114,(寒証)117
急性肝炎……(大柴胡湯)49
急性消化不良……(胃苓湯)113
急性小腸炎……(泄瀉)114
胸脇季肋部の筋緊張……(柴胡)42
胸脇部痛……(川芎)65
胸苦……(柴胡)42
胸水……(水湿)97,(症例)115
胸痛……(人参)19,(川芎)65
胸腹部張痛……(柴胡)42,(芍薬)44
狭心症……(赤芍)68,(臓毒証体質)156

脇痛……(芍薬)44
強皮症……(瘀血)79,80,93
拒食症……(症例)115
筋肉痛……(疎経活血湯)73,(水湿)97,(真
　武湯)109,(寒証)117,119,(桂枝)130
逆流性食道炎……(気滞)37,(四逆散)39,
　(大柴胡湯)49

【く】

くしゃみ……(水湿)97
クーラー病……(五積散)128
クローン病……(芎帰調血飲第一加減)87,
　(瘀血)93,94

【け】

痙攣性疼痛……(芍薬)44
厥陰病……(傷寒論)75,(虚実論)162
血尿……(猪苓湯)111,(黄芩)141,(山梔
　子)143
血便……(黄芩)141
結膜充血……(黄連解毒湯)138,(黄連＋黄
　芩)146
ケロイド……(瘀血)79
肩痛……(五積散)128
健忘……(瘀血)80
ゲップ……(六君子湯)27
下血……(芍薬)44
下痢……**113**,(茯苓)20,(白朮)21,(生姜)
　25,(陳皮)28,(猪苓)102,(寒証)117,118,
　(人参湯)121,(乾姜＋甘草)123,(人参湯・
　真武湯)133
　急性腸炎の―……(厚朴)46
　―腸炎……(水湿)98,(利水薬)103,(黄
　芩)141
　―膿血便……(黄柏)142
　―腹痛……(真武湯)109,(乾姜)122,(五
　積散)128,(黄芩)141
　細菌性の―……(黄連)140,(黄芩)141
　水様性―……(五苓散)100,(寒証)118
　熱証タイプの―……(猪苓湯)111
月経異常……(瘀血)79,(桂枝茯苓丸)81
月経前症候群……(加味逍遙散)51,(症例)75
月経痛……(芍薬)45,(四物湯)63,(当帰)
　64,(当帰芍薬散)73,105,(桃仁)83,(芎
　帰調血飲第一加減)87

176

―――しりょくしょうがい

病名・症候索引

月経不順……(芍薬)45, (当帰)64, (熟地黄)69, (温経湯)73, (芎帰調血飲第一加減)87, (瘀血)93
月経閉止……(桃仁)83
解毒証体質……153
幻覚・幻視・幻聴……(瘀血)80, 93

【こ】

口渇……(清熱薬)145, 149, (白虎加人参湯)148
口乾・口燥……(瘀血)80
口唇紫色……(瘀血)80
口唇に血色がない……(気虚)15
口舌潰瘍・びらん……(清熱補血湯)72
口舌瘡……(甘草)23, (升麻)34
抗癌剤の副作用防止……(補中益気湯)32
高血圧症……(黄連)140, (黄芩)141, (黄連+黄芩)146, (臓毒証体質)156
高脂血症……(臓毒証体質)156
高尿酸血症……(臓毒証体質)156
高熱……(黄連解毒湯)138, (清熱薬)145, 149, (白虎加人参湯)148
更年期障害……(加味逍遙散)51, (芎帰調血飲第一加減)87
興奮……(実熱)136, (黄連)140, (山梔子)143
肛門括約筋の弛緩……(柴胡)42
肛門周囲炎……(大黄)91
肛門周囲膿瘍……(桃仁)83
呼吸困難……(厚朴)46
こころの病態……152
骨粗鬆症……(独活寄生湯)71
骨盤腹膜炎……(桃仁)83
言葉に力がない……(気虚)15
こむら返り……(芍薬甘草湯)55, (水湿)97, (真武湯)109

【さ】

細絡……(瘀血)80
左心不全……(苓甘姜味辛夏仁湯)126
嗄声……(半夏厚朴湯)40
産後の出血……(川芎)66
産後の諸症状……(芎帰調血飲第一加減)63, 87, (通導散)89
産後の疲労……(補中益気湯)32

痤瘡……(荊芥連翹湯)155

【し】

シェーグレン症候群……(芎帰調血飲第一加減)87
子宮筋腫……(瘀血)79
子宮脱……(気虚)15, (升麻)34, (柴胡)42, (枳実)43
子宮内膜症……(四物湯)63, (芎帰調血飲第一加減)87, (瘀血)93
四肢の浮腫……(黄耆)33, (半夏厚朴湯)40
四肢の冷痛……(桂枝)130
歯槽膿漏……(熱証)137
歯痛……(升麻)34
紫舌……(瘀血)80
弛張熱……(柴胡)41
失禁……(気虚)15
湿性肋膜炎……(水湿)98
しびれ……(黄耆)33, (赤芍)68, (瘀血)80, (水湿)97, (寒証)119, (桂枝)130
しぶり腹……(桂枝加芍薬湯)54
脂肪肝……(臓毒証体質)156
しもやけ(凍瘡)……(症例)134
シャックリ(吃逆)……(陳皮)28, (半夏)29, (半夏厚朴湯)40, (半夏瀉心湯)147
出血……152
出血性炎症……(清熱薬)145, 149
少陰病……(傷寒論)75, (虚実論)162
少陽・陽明併病……(大柴胡湯)49
少陽病……(傷寒論)75, (黄芩)141, (虚実論)162
消化不良……(陳皮)28
小血管拡張……(瘀血)80
手術後……(疎経活血湯)73
手術後狭窄疼痛……(桂枝加芍薬湯)54
手術後後遺症……(桂枝茯苓丸)81
手術前後……(補中益気湯)32
食あたり・水あたり……(胃苓湯)113
食道炎……(山梔子)143
食道痙攣……(四逆散)39
食道静脈瘤……(瘀血)79
食道の痞え感……(厚朴)45
食欲不振……(四君子湯)17, (人参)19, (生姜)25
視力減退……(熟地黄)69
視力障害……(四物湯)63

177

しんかひこう——

心下痞硬……(人参)19,（半夏瀉心湯）147
心下部膨満感・痞塞感……（半夏厚朴湯）40,（柴胡）42
心窩部痛……（人参）19
心窩部痙攣性疼痛……（四逆散）39
心悸亢進……（人参）19,（茯苓）20,（甘草）23,（通導散）89
心筋梗塞……（臓毒証体質）156
神経症……（大柴胡湯）49,（温清飲）72
神経痛……（疎経活血湯）73,（真武湯）109,（寒証）117,119
滲出性炎症……（麻黄）132,（清熱薬）150
身体痛……（桂枝）130
自汗……（黄耆）33,（桂枝）130
自己免疫疾患……（慢性炎症）137
充血性炎症……（黄連）140
上気道炎……（甘草）23,（小青竜湯）125
上肢痛……（五積散）128
上部の炎症・出血・鬱血・充血……（大黄）91
静脈性出血……（四物湯）63
静脈瘤症候群……（瘀血）79
腎盂炎……（黄連解毒湯）138,（山梔子）143
腎炎……（水湿）98
腎臓結石……（沢瀉）101,（猪苓）102

【す】

水逆の嘔吐……（五苓散）100
水腫……（四苓散）99
水様痰……（水湿）97,（寒証）118
水様便……（水湿）97
すぐ眠くなる……（気虚）15
頭重……（瘀血）80,（水湿）97
頭痛……（川芎）65,（瘀血）80,131,（桂枝茯苓丸）81,（通導散）89,（水湿）97,（苓桂朮甘湯）107,（五積散）128,（桂枝）130,（麻黄）131,（黄連＋黄芩）146
　眉間—……（升麻）34

【せ】

精神異常……（瘀血）80,（桃仁）83
精神不安……（通導散）89
泄瀉……（水湿）97,114
切迫流産……（四物湯）63,（黄芩）141
全身性エリテマトーデス（SLE）……（瘀血）93,（清熱剤）137

喘息……（甘草）23,（水湿）98,（寒証）117
前立腺炎……（桃仁）83
前立腺肥大症……（猪苓湯）111

【そ】

爪甲紫紅色……（瘀血）80
側頸部の筋緊張……（柴胡）42
増殖性炎症……（清熱薬）150
臓毒証体質……153,156

【た】

太陰病……（傷寒論）75,（虚実論）162
太陽病……（傷寒論）75,（虚実論）162
帯下
　水性—……（水湿）97,（当帰芍薬散）106
　白色—……（苓姜朮甘湯）108
体力低下……（補中益気湯）32
立ちくらみ……（苓桂朮甘湯）107
胆石症……（四逆散）39
胆石発作・疼痛……（甘草）23,（四逆散）39
胆道ジスキネジー……（四逆散）39,（大柴胡湯）49
胆のう炎……（四逆散）39,（大柴胡湯）49
大腸カタル……（桂枝加芍薬湯）53
唾液が多い……（人参湯）121
脱肛……（気虚）16,（升麻）34,（柴胡）42,（枳実）43
脱水……（人参）19,（猪苓湯）111
打撲……（当帰）65,（赤芍）68,（疎経活血湯）73,（瀉下性駆瘀血剤）92

【ち】

知覚鈍麻……（水湿）96
知覚麻痺……（赤芍）68,（寒証）119
血の道症……（芎帰調血飲第一加減）87
虫垂炎……（大黄）91
聴覚異常……（四物湯）63

【つ】

疲れて眠れない……（人参）19
疲れやすい……（気虚）15,（小建中湯）55
つわり……（半夏）29

―― びえん

【て】

手足がだるい……（気虚）15,（補中益気湯）32
低蛋白血症……（気虚）16
泥状便……（寒証）118

【と】

盗汗……（黄耆）33
糖尿病……（乾地黄）69,（臓毒証体質）156
糖尿病性壊疽……（当帰）65
頭部の冷痛……（桂枝）130
吐血……（赤芍）68,（牡丹皮）84,（山梔子）143
吐水……（水湿）97
動悸……（茯苓）20
動脈硬化……（臓毒証体質）156

【な】

内出血……（桂枝茯苓丸）81,（桃仁）82,（牡丹皮）84,（破血薬）85
内臓下垂……（気虚）16,（升麻）34
夏バテ……（補中益気湯）32

【に】

二段尿……（気虚）15
日光皮膚炎……（黄連解毒湯）138
尿道炎……（猪苓湯）111,（山梔子）143
尿量多い……（寒証）119,（人参湯）121
尿量減少……（水湿）97
尿路結石症……（沢瀉）101,（猪苓）102,（猪苓湯）111
　　――疝痛発作……（甘草）23
妊娠中毒症……（当帰芍薬散）105
妊娠中の疲労……（補中益気湯）32
妊婦の腹痛……（当帰芍薬散）105

【ね】

ネフローゼ症候群……（水湿）98

【の】

脳出血……（四物湯）63

――予防……（黄連＋黄芩）146
脳脊髄減少症……（瘀血）93
脳卒中後遺症……（桂枝茯苓丸）81
脳貧血……（苓桂朮甘湯）107,（桂枝）130
のぼせ……（通導散）89,（黄連解毒湯）138,（黄連＋黄芩）146

【は】

肺炎……（黄芩）141
肺気腫……（蘇子）46
肺水腫……（乾地黄）69,（水湿）98
排尿時痛……（甘草）23,（猪苓湯）111
排尿量・回数減少……（甘草）23,（猪苓湯）111,（桂枝）130,（真武湯）133,（山梔子）143
発汗過多……（水湿）97
白血球減少症……（十全大補湯）63
橋本病……（瘀血）93
発熱……（桂枝）130,（麻黄）131,（黄柏）142
鼻水……（水湿）97,（寒証）118
半夏の副作用……（生姜）25,30
反芻症……（四逆散）39,（枳実）42
反復性臍疝痛……（桂枝加芍薬湯）53
バセドウ病……（乾地黄）69,（瘀血）93

【ひ】

冷え症……（当帰芍薬散）73,106,（水湿）97,（人参湯）121
冷えのぼせ……（瘀血）80,（桂枝茯苓丸）81
皮下出血・充血……（黄柏）142
皮下内出血……（瘀血）80
皮膚化膿症……（黄耆）33,（牡丹皮）84
皮膚乾燥・粗造・光沢なし……（瘀血）80
皮膚搔痒症……（黄連解毒湯）138
皮膚のカサカサ・つやがない……（血虚）61
皮膚の充血性炎症……（黄連解毒湯）138,（黄連）140,（山梔子）143
皮膚の水疱・びらん……（水湿）97
ヒステリー……（甘草）23,（大棗）24
非代償性肝硬変……（瘀血）80
泌尿生殖器系炎症……（竜胆瀉肝湯）155
腓腹筋痙攣……（芍薬）44
肥満……（臓毒証体質）156
貧血……（気虚）16,（十全大補湯）63
鼻炎……（荊芥連翹湯）155

179

索 病名・症候索引

鼻出血……(芍薬)44,(赤芍)68,(牡丹皮)84,(山梔子)143,(黄連+黄芩)146
病中病後……(補中益気湯)32
ピロリ菌……(黄連解毒湯)139

【ふ】

ファイブローシス……(瘀血)80,(桂枝茯苓丸)81
不安……(人参)19,(茯苓)20,(山梔子)143
不正性器出血……(症例)35,(芍薬)45,(芎帰膠艾湯)60,(乾地黄・熟地黄)69,(瘀血)79,(山梔子)143
不整脈……(甘草)22
不妊症……(当帰芍薬散・温経湯)73,(芎帰調血飲第一加減)87,(瘀血)93,(寒証)117
不眠……(茯苓)20,(猪苓湯)111,(黄連解毒湯)138,(黄連)140,(山梔子)143
腹水……(茯苓)20,(水湿)97,98,(症例)115
腹痛……(人参)19,(生姜)25,(陳皮)28,(枳実)43,(芍薬)44,(厚朴)46,(小建中湯)55,(寒証)117,118,(人参湯)121,(乾姜+甘草)123,(五積散)128,(桂枝)130,(黄柏)142
腹部膨満感……(気滞)37,(枳実)43,(厚朴)45,(瘀血)80,(人参湯)121
副鼻腔炎……(升麻)34,(荊芥連翹湯)155
フクロウ型……(苓桂朮甘湯)107
浮腫……(気虚)16,(茯苓)20,(白朮)21,(当帰芍薬散)73,106,(水湿)96,(四苓散)99,(苓桂朮甘湯)107,(真武湯)109,(小青竜湯)125
　下半身の一……(苓姜朮甘湯)108
　下肢の一……(桂枝)130

【へ】

平滑筋痙攣……(芍薬)44,(厚朴)45
閉塞性血栓血管炎……(当帰)65
ヘルニア……(気虚)16,(升麻)34,(枳実)43
変形性関節炎……(独活寄生湯)71
扁桃炎……(柴胡清肝湯)155
扁平苔癬……(瘀血)93
ベーチェット病……(瘀血)93,(症例)158
便秘……(枳実)43,(桃仁)83,(大黄)91,(清熱薬)145,149

痙攣性一……(芍薬)44,(桂枝加芍薬湯)53
腸燥一……(熟地黄)70,(大黄)91

【ほ】

放射線の副作用防止……(補中益気湯)32
ほてり
　足の一……(黄柏)142
　手足の一……(牡丹皮)84
膀胱炎……(沢瀉)101,(猪苓)102,(猪苓湯)111,(黄連解毒湯)138,(山梔子)143
膀胱括約筋の弛緩……(柴胡)42
膀胱神経症……(四逆散)39,(加味逍遙散)51

【ま】

麻疹……(升麻)34
麻痺……(瘀血)80,(桂枝)130
慢性炎症性・出血性疾患……(温清飲)72,(熱証)137,(清熱薬)145,149
慢性腎炎……(当帰芍薬散)105
慢性中耳炎……(熱証)137
慢性副鼻腔炎……(熱証)137

【み】

耳鳴り……(通導散)89
脈結代……(甘草)23
脈弱・遅……(気虚)15
脈渋……(瘀血)80
脈遅……(寒証)118
脈浮緊……(麻黄)131

【む】

無月経……(四物湯)63,(川芎)66
無排卵性月経……(瘀血)93
ムチウチ後遺症……(四物湯)63,(疎経活血湯)73,(瘀血)93
胸やけ……(六君子湯)27

【め】

メニエル氏病……(水湿)98
めまい(眩暈)……(茯苓)20,(瘀血)80,

——ろうじんせい／その他

（桂枝茯苓丸）81,（通導散）89,（水湿）97,
（沢瀉）101,（苓桂朮甘湯）107,（桂枝）130

【も】

網膜剥離……（水湿）98
門脈圧亢進……（瘀血）80

【や】

痩せ……（血虚）61,（十全大補湯）71
夜尿症……（苓姜朮甘湯）108

【ゆ】

幽門痙攣……（四逆散）39

【よ】

腰重……（水湿）97
腰痛……（独活寄生湯）71,（水湿）97,（寒
証）117,119,（人参湯）121,（五積散）128
ギックリ腰……（瘀血）93
腰冷痛……（苓姜朮甘湯）108,（乾姜）122
陽明病……（傷寒論）75,（清熱薬）145,149,
（虚実論）162

よだれ……（苓姜朮甘湯）108,（寒証）118

【ら】

卵巣嚢腫……（瘀血）93

【り】

裏急後重……（枳実）43,（厚朴）46,（桂枝加
芍薬湯）53,（痢疾）114,（黄芩）141,（黄
柏）142
流産予防……（白朮）21,（乾地黄）69,（当帰
芍薬散）73,105,（黄芩）141
緑内障……（水湿）98,（四苓散）99
リンパ節炎……（柴胡清肝湯）155

【ろ】

老化予防……（熟地黄）69
老人性乾皮症……（当帰飲子）72

【その他】

ドーピング……（麻黄）131

病名・症候索引

181

～引用参考文献～

山本巌著：東医雑録(1),(2),(3),燎原書店,1980 〜 1983

坂東正造・福富稔明編著：山本巌の臨床漢方,メディカルユーコン,2010

坂東正造著：病名漢方治療の実際—山本巌の漢方医学と構造主義,メディカルユーコン,2002

坂東正造編著：漢方療法 44 の鉄則—山本巌先生に学ぶ病態と薬物の対応,メディカルユーコン,2006

福富稔明著／山方勇次編：漢方処方 123 処方臨床解説—師・山本巌の訓え,メディカルユーコン,2016

鶴田光敏著：山本巌の漢方療法 増補改訂版,メディカルユーコン,2012

伊藤良・山本巌・松田邕・神戸中医学研究会：THE KAMPO 漢方処方の臨床応用,カネボウ薬品,1985

山本巌監修,小田慶一編訳：中神琴渓　生々堂雑記,燎原書店,1987

矢数格著：漢方一貫堂医学,医道の日本社,1964

中島随象：東洋医学の現状と将来への展望,第 29 回東洋医学会学術総会会頭講演録,1978

生薬写真提供：株式会社 ウチダ和漢薬

～あとがき～

　ふり返れば，漢方の道を志して38年の歳月が流れた．多くの人がそうで
あるように，著者も最初に学んだのは日本漢方であった．

　漢方は統一されていないため，古方，後世方，一貫堂医学，そして中医
学へと順次すすんだ．かけがえのない生命の相談にあずかるのだから，よ
り良い治療法を追求しなければならないと．そして10年後，著者は山本巌
著『東医雑録』と出会い，大きな衝撃を受けることとなった．漢方の主流
派ではない稀代の名医，山本巌の第三医学は従来の漢方とは土台の部分か
ら異なっていた．そのため山本巌流の漢方医学に切り替えるための決断に
は，大きな勇気と努力を要した．

　そして今，その頃から著者の漢方は信じられないほどの変貌を遂げた．
あの時に『東医雑録』に巡り会っていなければ，あの日に師・山本巌の薫陶
を享けることがなければと思うと，著者は28年前の自らの探求心と幸運に
百万べんの礼を言いたい．

　薬物療法の基本は，病を診断し病態に応じた薬物を投与することであり，
これは西洋医学も漢方医学も同じである．しかし中医学や日本漢方は，原
始的な望聞問切の四診だけに拘っているため，正確な病態の把握が決定的
に難しい．そこで西洋医学的病態把握を取り入れ，漢方医学の病理観を加
えて病態をさらに亜分類して明確に把握し，そして構成生薬の薬理作用を
熟知することが有効率・治癒率を高めることに繋がる．

　ところが日本では，日本漢方と中医学が主流になっていて，近年，大学
医学部にも導入されている漢方教育も，従来の日本漢方が主流になってい
るのが現状である．そして個々の生薬の理解もずいぶん不足している．

　著者自身の未熟はさておいて本書を上梓するに至ったのは，漢方界全体
のレベルアップのために，一人でも多くの人が山本巌流の漢方医学に触れ
て欲しいと願い，山本巌流第三医学を最短距離で修得するための手順と方

183

法を提案したい，という思いからである．

　第三医学の特長の一つは，そのシンプルさにある．事実に合わない理論
や装飾は極力省いているため，第三医学の基礎は即実践になる．また土台
の部分を固めていくことが応用力を身につけることに直結する．その土台
の枠組みを本書によって築けば土台の完成はあとわずかである．

　本書をまとめるに際し迷ったのは，外感病と和解剤の代表方剤である桂
枝湯と小柴胡湯を加えて 10 処方にするか否かであったが，本書には 2 処方
のすべての生薬を解説していることと，本書のコンパクト化を計るために
略すこととした．

　まずは本書を繰り返し精読の上，坂東正造・福冨稔明編著『山本巌の臨
床漢方』など序に挙げた書に入るという手順をお勧めする．そして山本巌
著『東医雑録』(1), (2), (3) を少しずつでも精読されたい．読者諸氏の第三
医学のご研鑽を心より祈念する．

　本書の内容は坂東正造先生のご著書からその多くを引用し参考にさせて
戴いたが，本件に関し快く承諾して戴けた坂東先生，並びに本書に収載し
た生薬の基原植物・飲片写真を提供して戴いた株式会社ウチダ和漢薬に対
し衷心より感謝申し上げる．

　最後に漢方医学への気概に満ちたメディカルユーコン社長の垣本克則氏
のご尽力がなければ本書の出版には至らなかった．ここに厚く御礼申し上
げる．

　　　　　　　　　　　　　2018 年　春待つ頃　　著者　新井吉秀

著者紹介

新井 吉秀　あらい・よしひで

1956 年　大阪市に生まれる
1980 年　名城大学薬学部卒業
1984 年　大阪市にて漢方薬局開業
1991 年　山本巌先生に師事
　　　　　第三医学研究会に入会
2008 年　大阪市阿倍野区に漢方薬局移転, 現在に至る

【連絡先】漢方誠芳園薬局
〒 545-0014 大阪市阿倍野区西田辺町 1-12-14
Web サイト＝ https://www.seihouen.ne.jp
e-mail ＝ info@kanpouseihouen.com

きちんと治せる漢方を最短コースで学ぶための
山本巌流漢方入門　基本病態と基本方剤と生薬

2018 年 4 月 20 日　第 1 刷発行
2023 年 6 月 15 日　第 4 刷発行

著　　者　新井 吉秀
発 行 人　垣本 克則
発 行 所　株式会社 メディカルユーコン
　　　　　〒 606-8225 京都市左京区田中門前町 87 番地
　　　　　電話 (075) 706-7336　Fax (075) 706-7344
　　　　　Web サイト＝ https://www.yukon.co.jp/
　　　　　e-mail ＝ info@yukon.co.jp

Ⓒ Yoshihide Arai,2018. Printed and Bound in Japan
無断転載・複写を禁止します.
装丁／臼井 基夫 (creative works Scene inc.)
印刷・製本／亜細亜印刷株式会社
落丁本・乱丁本はお取替えいたします. ISBN978-4-901767-35-4

メディカルユーコン出版案内
URL：https://www.yukon.co.jp/

たった１冊の本でもいい……それが読者の心に灯火をともすことができるなら

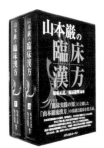

山本巌の臨床漢方【上下巻】
「臨床実践の知」に立脚した山本巌流漢方の基礎と臨床を集大成
坂東 正造／福冨 稔明 編著

【ロングセラーの好評書】
漢方の圧倒的な治療効果に拘った漢方臨床家・山本巌の「経験知」と「経験談」を体系的に編集．山本臨床語録を関連各所に挿入．

A5判上製本・函入，定価22,000円（税込）

病名漢方治療の実際
山本巌の漢方医学と構造主義
坂東 正造 著

山本巌氏は外来での日々の漢方薬試飲で患者の自覚症状改善度70％を基準に効果を確かめたという．山本巌流漢方の臨床の実際を1冊にマニュアル化した好評書．

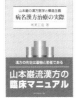

A5判・560頁，定価7,124円（10％税込）

新解釈 山本巌の漢方
クリニカルQ&A 入門編
木村 豪雄 著

脳外科医から日本漢方へ，そして山本巌流漢方へと歩みを進めてきた著者が，漢方をどう学び医療に活かすのか，治せる臨床家になるための基本をQ&A方式で解説．

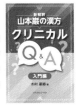

A5判・270頁，定価4,180円（10％税込）

漢方治療44の鉄則
山本巌先生に学ぶ病態と薬物の対応
坂東 正造 編著

漢方治療では病態と漢方薬物・薬能の対応に精通することが的確な処方運用を可能にする．鋭い効果を得る上で重要な用薬の鉄則を44にまとめた好評書．

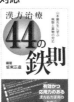

A5判・392頁，定価3,300円（10％税込）

山本巌の漢方療法
《増補改訂版》鶴田 光敏 著

門弟である著者の漢方療法についての問いに，師・山本巌が快刀乱麻を断つが如く応える対談が本書の核心．漢方を学ぶ上での最良かつ真実の指針が示される．

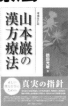

A5判・328頁，定価3,300円（10％税込）

山本巌流漢方による
傷寒・温病診療マニュアル
立花秀俊 著
～即効！インフルエンザ・感冒症候群はこうして治す～

漢方エキス剤を十分に応用することで，実臨床を通して外感病に対する極めて有効な漢方診療ガイドラインにまとめ上げている．

A5判・108頁
定価3,300円（10％税込）

山本巌の漢方
症例&144処方 臨床解説
増補改訂／山方勇次
原　　著／福冨稔明

山本巌流漢方繁用144処方の構成生薬の薬能，実臨床で有効な適応病態・疾患を明確にし効果的な処方運用を解説．山本巌流漢方実践者・山方の収録症例集は圧巻．

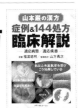

A5判・524頁，定価5,500円（10％税込）